医学护理常规与实践

主编 徐 健 等

吉林科学技术出版社

图书在版编目（CIP）数据

医学护理常规与实践 / 徐健等主编. -- 长春：吉
林科学技术出版社，2021.12
ISBN 978-7-5578-8234-1

Ⅰ．①医… Ⅱ．①徐… Ⅲ．①护理学 Ⅳ．①R47

中国版本图书馆CIP数据核字(2021)第116868号

医学护理常规与实践

主　　编　徐　健　等
出 版 人　宛　霞
责任编辑　许晶刚
助理编辑　陈绘新
封面设计　德扬图书
制　　版　济南新广达图文快印有限公司
幅面尺寸　185mm×260mm
字　　数　140 千字
印　　张　5.875
印　　数　1-1500 册
版　　次　2021年12月第1版
印　　次　2022年5月第2次印刷

出　　版　吉林科学技术出版社
发　　行　吉林科学技术出版社
地　　址　长春市净月区福祉大路5788号
邮　　编　130118
发行部电话/传真　0431-81629529 81629530 81629531
　　　　　　　　　81629532 81629533 81629534
储运部电话　0431-86059116
编辑部电话　0431-81629518
印　　刷　保定市铭泰达印刷有限公司

书　　号　ISBN 978-7-5578-8234-1
定　　价　50.00元

编 委 会

主 编:徐 健 战国芬 刘 婷 热孜万古力·热西提
       王 雪 朱 虹 万晓琼 李 辛
副主编:周立燕 杨仲辉 张丽鹏 罗 英 王 敏
       莫 叙 王玉兰 冯 俊 李建英 黄雪梅
编 委:(按照姓氏笔画)
       万晓琼 空军军医大学第二附属医院
       马 娜 滨州医学院附属医院
       王玉兰 山东中医药大学附属医院
       王秀娟 中国人民解放军陆军第八十集团军医院
       王 雪 中国人民解放军北部战区总医院
       王 敏 汉中 3201 医院
       王颖惠 德州市人民医院
       王颖婷 牡丹江医学院附属第二医院
       申 慧 中国人民解放军北部战区总医院
       冯 俊 昆明市儿童医院
       朱 虹 中国人民解放军陆军第八十集团军医院
       刘 婷 中国人民解放军陆军第八十集团军医院
       买万茹 中国人民解放军陆军第八十集团军医院
       杨仲辉 成都市第五人民医院
       杨 芳 中国人民解放军联勤保障部队大连康复疗养中心
       李芳芳 西部战区总医院
       李 辛 锦州医科大学附属第一医院
       李建英 中国人民解放军联勤保障部队第九六四医院
       李 亭 中国人民解放军联勤保障部队第九六七医院
       吴妙霞 东莞市厚街医院
       何思娴 中国人民解放军西部战区总医院
       宋云平 中国人民解放军联勤保障部队第九八三医院
       张丽鹏 中国人民解放军中部战区总医院(汉口院区)
       张阿丽 中国人民解放军陆军第八十集团军医院
       张 艳 北部战区总医院
       张晓芳 滨州市滨城区人民医院

张　萱　电子科技大学附属肿瘤医院，四川省肿瘤医院
罗　英　西南医科大学附属中医医院
罗欣宇　中国人民解放军联勤保障部队大连康复疗养中心
罗　娟　南华大学附属第一医院
周立燕　泰安市立医院
赵　悦　北部战区总医院
郝　娜　中国人民解放军联勤保障部队第九四〇医院
战国芬　青岛市市立医院
莫　叙　中国人民解放军总医院第五医学中心（南院区）
热孜万古力·热西提　新疆医科大学第一附属医院
徐　健　济南市中心医院
郭环琴　中国人民解放军陆军第八十集团军医院
陶玲玲　牡丹江医学院附属红旗医院
黄雪梅　新疆医科大学第八附属医院
接仁莎　中国人民解放军陆军第八十集团军医院
崔　雪　锦州医科大学附属第一医院
盖菡康　济南市第四人民医院
蒋莉莉　皖南医学院第一附属医院（弋矶山医院）
翟　瑜　中国人民解放军联勤保障部队第九四二医院

前　言

  护理是一门研究如何诊断和处理人类对存在的或潜在的健康问题反应的科学。当前，我们正处在一个医学科技迅猛发展的时代，新的实验室检查方法、新的诊断仪器和诊断技术如雨后春笋般不断问世，并广泛应用于临床。医学技术的发展有力地推动着护理学的进步，护理学的相关理论基础以及更多人性化的护理方法技术层出不穷，目的则是更好地服务患者。本编委会鉴于护理学近年来的进展，为了更好地提高临床医护人员的护理水平，特编写此书，为广大临床医护人员提供参考。

  本书共三章内容，涉及临床常见疾病的护理，包括：呼吸系统疾病护理、消化系统疾病的护理、内分泌系统疾病护理。

  本书针对所涉及的疾病都进行了详细叙述，包括疾病的介绍、护理评估、护理要点、护理目标、护理问题、护理措施、操作规范、注意事项以及对患者的健康教育等，内容丰富，重点强调临床实用价值。

  为了进一步提高临床护理人员的护理水平，本编委会人员在多年临床护理经验基础上，参考诸多书籍资料，认真编写了此书，望谨以此书为广大医护人员提供微薄帮助。

  本书在编写过程中，借鉴了诸多护理相关临床书籍与资料文献，在此表示衷心的感谢。由于本编委会人员均身负一线护理临床工作，加上编写时间仓促，难免书中有错误及不足之处，恳请广大读者批评指正，以便更好地总结经验，从而达到共同进步、提高临床护理水平的目的。

《医学护理常规与实践》编委会

2021 年 12 月

目　　录

目 录

第一章　呼吸系统疾病护理

第一节　肺炎的护理

一、肺炎概述

肺炎（pneumonia）是指终末气道、肺泡和肺间质的炎症，可由多种病因引起，如感染、理化因素、免疫损伤等。尽管新的强效抗生素不断投入应用，但肺炎的发病率和病死率仍很高，究其原因可能有：病原体变迁、病原学诊断困难，易感人群结构改变，如社会人口老龄化、部分人群贫困化加剧等。老年人、伴有基础疾病或免疫功能低下者，如 COPD、应用免疫抑制剂、糖尿病、尿毒症、艾滋病等并发肺炎时病死率高。

（一）病因与分类

以感染为最常见原因，如细菌、真菌、病毒、寄生虫等，还有理化因素、免疫损伤、过敏及药物等。

1.按病因分类　病因学分类对于肺炎的治疗有决定性意义。

（1）细菌性肺炎：最常见的肺炎，病原菌为：肺炎链球菌、金黄色葡萄球菌等需氧革兰阳性球菌；肺炎克雷伯杆菌、铜绿假单胞菌等需氧革兰阴性杆菌；棒状杆菌、梭形杆菌等厌氧杆菌。

（2）非典型病原体所致肺炎：常由支原体、军团菌和衣原体等引起。

（3）病毒性肺炎：由冠状病毒、腺病毒、呼吸道合胞病毒、流感病毒等引起。

（4）真菌性肺炎：由白念珠菌、曲菌、放线菌等引起。

（5）其他病原体所致肺炎：由立克次体（如 Q 热立克次体）、弓形虫（如鼠弓形虫）、原虫（如卡氏肺囊虫）、寄生虫（如肺包虫、肺吸虫、肺血吸虫）等引起。

（6）理化因素所致肺炎：放射性损伤可引起放射性肺炎，重者可发展为肺广泛纤维化；胃酸吸入可引起化学性肺炎；吸入刺激性气体、液体等化学物质，亦可引起化学性肺炎，重者出现呼吸衰竭。

2.按患者环境分类　由于病原体检出在技术及实施上有时存在困难，结果报告相对滞后，而在不同环境下肺炎病原体的分布和临床表现有各自不同的特点，处理和预后也有差异。因此，按患病环境可将肺炎分为：

（1）社区获得性肺炎（community acquired pneumonia，CAP）：也称医院外获得肺炎，是指在医院外罹患的感染性肺实质炎症，包括有明确潜伏期的病原体感染而在入院后平均潜伏期内发病的肺炎。传播途径为吸入飞沫、空气或血源传播。致病菌中肺炎链球菌比例虽在下降，但仍为最主要的病原体；非典型病原体所占比例在增加；耐药菌普遍。

（2）医院获得性肺炎（hospital acquired pneumonia，HAP）：简称医院内肺炎，是指患者在入院时既不存在、也不处于潜伏期，而是在住院 48 h 后发生的感染，也包括出院后 48 h 内发生的肺炎。其中以呼吸机相关肺炎最多见，治疗和预防较困难。误吸口咽部定植菌是 HAP 最主要的发病机制。常见病原体为肺炎链球菌、流感嗜血杆菌、金黄色葡萄球菌、铜绿假单胞菌、大肠杆菌、肺炎克雷伯杆菌等。除了医院，在老年护理院和慢性病护理院生活的人群肺炎易感性亦高,临床特征和病因学分布介于 CAP 和 HAP 之间,可按 HAP 处理。

3.按解剖分类

(1)大叶性肺炎:病原体先在肺泡引起炎症,经肺泡间孔(Cohn 孔)向其他肺泡扩散,致使病变累及部分肺段或整个肺段、肺叶,又称肺泡性肺炎。主要表现为肺实质炎症,通常不累及支气管。致病菌以肺炎链球菌最为常见。

(2)小叶性肺炎:指病变起源于支气管或细支气管,继而累及终末细支气管和肺泡,又称支气管性肺炎。X 射线显示病灶融合成片状或大片状阴影,密度深浅不一,且不受肺叶和肺段限制,区别于大叶性肺炎。致病菌有肺炎链球菌、葡萄球菌、病毒、肺炎支原体等。

(3)间质性肺炎:以肺间质炎症为主,包括支气管壁、支气管周围间质组织及肺泡壁。由于病变在肺间质,呼吸道症状较轻,异常体征较少。可由细菌、支原体、衣原体、病毒或肺孢子菌等引起。

(二)诊断要点

根据症状、体征、实验室及胸部 X 射线等检查可确定肺炎诊断。

1.症状和体征　一般急性起病,典型表现为突然畏寒、发热,或先有短暂"上呼吸道感染"史,随后咳嗽、咳痰或原有的呼吸道症状加重,并出现脓性痰或血痰,伴或不伴胸痛。胸部病变区叩诊呈浊音或实音,听诊有肺泡呼吸音减弱,或管样呼吸音,可闻及湿啰音。

2.实验室及其他检查

(1)血常规:细菌性肺炎可见血白细胞计数和中性粒细胞增高,并有核左移,或细胞内见中毒颗粒。年老体弱、酗酒、免疫功能低下者白细胞计数可不增高,但中性粒细胞比例仍高。

(2)胸部 X 射线:可为肺炎发生部位、严重程度和病原学提供重要线索。如呈肺叶、段分布的炎性浸润影,高度提示为细菌性炎症;非均匀浸润,呈斑片状或条索状阴影,密度不均匀,沿支气管分布,则多见于细菌或病毒引起的支气管肺炎;空洞性浸润,常见于葡萄球菌或真菌感染。病变吸收与年龄、免疫状态和病原体有关,如超过 1 个月未完全吸收者,多与伴有慢支、肺气肿等基础疾病有关。

(3)病原学检查:最常用的病原学检测方法是痰涂片镜检及痰培养,具有简便、无创等优点。痰涂片革兰染色有助于初步诊断,但易受咽喉部寄殖菌污染。为避免上呼吸道寄殖菌污染,应在漱口后取深部咳出的痰液送检,或经纤支镜取标本检查,结合细菌培养,诊断敏感性较高。必要时做血液、胸腔积液细菌培养,以明确诊断。

3.我国制订的重症肺炎的标准

(1)意识障碍。

(2)呼吸频率>30 次/min。

(3)$PaO_2 < 60$ mmHg、$PaO_2/FiO_2 < 300$,需行机械通气治疗。

(4)血压<90/60 mmHg。

(5)胸片显示双侧或多肺叶受累,或入院 48 h 内病变扩大≥50 %。

(6)尿量<20 mL/h,<80 mL/4 h 或急性肾衰竭需要透析治疗。

(三)治疗

1.抗感染治疗是肺炎治疗的最主要环节　选用抗生素应遵循抗菌药物治疗原则,即对病原体给予针对性治疗:根据本地区肺炎病原体的流行病学资料,按社区获得性肺炎或医院感染肺炎选择抗生素进行经验性治疗,再根据病情演变和病原学检查结果进行调整。抗生素治疗后48～72 h应对病情进行评价,治疗有效表现为体温下降、症状改善、白细胞逐渐降低或恢复正常,而X射线胸片病灶吸收较迟。

2.对症和支持治疗　包括祛痰、降温、吸氧等治疗。

3.预防并及时处理并发症。

（四）常见护理诊断/问题

1.体温过高　与肺部感染有关。

2.清理呼吸道无效　与气道分泌物过多、痰液黏稠、胸痛等有关。

3.潜在并发症　感染性休克。

（五）护理措施

1.基础护理

（1）休息与环境:高热患者应卧床休息,以减少氧耗量,缓解头疼、肌肉酸疼等症状。病房保持安静,并维持适宜的温湿度。

（2）饮食护理:提供足够热量、蛋白质和维生素的流质或半流质饮食,以补充高热引起的营养物质消耗。鼓励患者多饮水,每日1～2 L,以保证足够的水量并有利于稀释痰液。

（3）口腔护理:鼓励患者经常漱口,保持口腔清洁,口唇疱疹者局部涂抗病毒软膏,防止继发感染。

2.专科护理

（1）病情观察:监测并记录生命体征,以便观察患者热型,协助医生明确诊断。重症肺炎不一定有高热,重点观察儿童、老年人、久病体弱者的病情变化。

（2）高热护理

1）观察病情:观察体温、脉搏、呼吸、血压变化情况,尤其是儿童、老年人、久病体弱者。

2）保暖:寒战时可用热水袋、添加被褥予以保暖,若用热水袋时避免烫伤;遵医嘱使用异丙嗪及地塞米松等药物。

3）降温护理:高热时可物理降温,如乙醇（酒精）擦浴、冰袋（冰帽）冰敷,或遵医嘱给小剂量退热药降温。在降温过程中注意观察体温和出汗情况,儿童注意防止惊厥,过度出汗应及时补充水分以防脱水,大量出汗者协助患者温水擦浴,及时更换衣服和被褥。

4）及时补充营养及水分:发热时机体分解代谢增加,患者消化吸收功能减低,宜进食高热量、易消化的流食或半流食,鼓励患者多饮水,失水明显或暂不能进食者遵医嘱静脉补液。

（3）促进排痰:采取有效咳嗽、翻身、拍背、雾化吸入等,必要时遵医嘱予患者祛痰剂等方法促进排痰。

3.用药护理　遵医嘱使用抗生素,观察疗效和不良反应。用头孢唑林钠可出现发热、皮疹、肠道不适等不良反应,偶见白细胞减少和丙氨酸氨基转移酶增高;喹诺酮类药物（氧氟沙星、环丙沙星）偶见皮疹、恶心等;氨基糖苷类抗生素有肾、耳毒性,老年人或肾功能减退者,应特别注意观察是否有耳鸣、头晕、唇舌发麻等不良反应的出现。

4.潜在并发症　感染性休克。

（1）病情监测

1）生命体征:有无心率加快、脉搏细速、血压下降、脉压变小、体温不升或高热、呼吸困难等,必须进行心电监护。

2)精神和意识状态:有无精神萎靡、表情淡漠、烦躁不安、神志模糊等。

3)皮肤、黏膜:有无发绀、肢端湿冷。

4)出入量:有无尿量减少,疑有休克应监测每小时尿量。

5)实验室检查:有无血气分析等指标的改变。

(2)感染性休克抢救配合:发现异常情况,立即通知医生,并备好抢救药品和抢救物品,并积极配合抢救。

1)体位:患者取仰卧中凹位,抬高头胸部约 20°、抬高下肢约 30°,有利于呼吸和静脉血回流。

2)吸氧:给予中、高流量吸氧,维持 PaO_2>60 mmHg,改善缺氧状况。

3)补充血容量:快速建立两条静脉通道,遵医嘱给予右旋糖酐或平衡液以维持有效血容量,降低血液黏滞度,防止弥散性血管内凝血。严密监测患者生命体征、意识状态的变化,必要时留置导尿管以监测每小时尿量;补液速度的调整应考虑患者的年龄和基础疾病,可用中心静脉压作为调整输液速度的指标,中心静脉压<5 cmH_2O 时可适当加快输液速度,中心静脉压达到或超过 10 cmH_2O 时,输液速度不宜过快,以免诱发急性心力衰竭。下列数据提示血容量已补足:口唇红润、肢端回暖、收缩压>90 mmHg、尿量>30 mL/h 以上。如血容量已补足,尿量仍<20 mL/h,尿比重<1.018,应及时报告医生,警惕急性肾衰竭的发生。

4)用药护理:①遵医嘱输入多巴胺等血管活性药物。根据血压调整滴速,以维持收缩压在 90~100 mmHg 为宜,保证重要器官的血液供应,改善微循环。输注过程中注意防止药液外渗,引起局部组织坏死和影响疗效;②联合使用广谱抗菌药物控制感染时,应注意药物疗效和不良反应。

5.心理护理　由于起病急、症状明显、病情较重,往往会给患者带来种种心理问题,如怕耽误工作或学习、担心预后等。护理人员要安慰患者,解除患者顾虑,使患者能以积极心态配合治疗、护理,早日康复。

6.健康指导

(1)疾病预防:指导避免上呼吸道感染、过度疲劳、酗酒等诱因。加强体育锻炼,增加营养。长期卧床者应注意经常改变体位、翻身、拍背,促进痰液的排出。易感人群如年老体弱者、慢性病患者可接种流感疫苗、肺炎疫苗等,以预防发病。

(2)疾病知识指导:对患者及家属进行有关肺炎知识的教育,使其了解肺炎的病因和诱因。指导患者遵医嘱服药,出院后定期随访。出现高热、心率增快等症状及时就诊。

二、细菌性肺炎的护理

细菌性肺炎(bacterial pneumonia)是指细菌引起肺实质的炎症,常见的细菌有肺炎链球菌、流感嗜血杆菌、卡他莫拉菌、金黄色葡萄球菌、肺炎克雷伯杆菌、铜绿假单胞菌等。

(一)肺炎链球菌肺炎

肺炎链球菌肺炎(streptococcus pneumoniae)或称肺炎球菌肺炎(pneumococcal pneumonia),由肺炎链球菌引起的肺炎,居社区获得性肺炎的首位,约占半数以上。本病以冬季与初春为高发季节,可借助飞沫传播,常与呼吸道病毒感染并行。多为无基础疾病的青壮年及老年人,男性多见。临床起病急骤,以高热、寒战、咳嗽、血痰和胸痛为特征。

1.病因与发病机制　肺炎链球菌是上呼吸道正常菌群,当机体免疫功能降低或受损时,肺炎链球菌可进入下呼吸道而致病。细菌在肺泡内繁殖滋长,引起肺泡壁水肿,白细胞、红细胞及纤维蛋白渗出,渗出液含有细菌,经 Cohn 孔向中央部分蔓延,累及整个肺叶或几个肺段而致肺炎。因病变开始于肺的外周,易累及胸膜而致渗出性胸膜炎。老年人和婴幼儿可由支气管播散形成支气管肺炎。因早期使用抗生素治疗,充血期、红色肝变期、灰色肝变期和消散期的典型病理分期已很少见。炎症消散后肺组织结构多无损坏,不留纤维瘢痕,极少数患者由于机体反应性差,纤维蛋白不能完全吸收而形成机化性肺炎。

2.临床表现　由于年龄、病程、免疫功能、对抗生素治疗的反应等不同,其临床表现多样。

(1)症状:发病前常有淋雨、受凉、醉酒、疲劳、病毒感染和生活在拥挤环境等诱因,多有数日上呼吸道感染的前驱症状。典型表现为起病急骤、寒战、高热、全身肌肉酸痛等,体温可在数小时内达 39～40 ℃,呈稽留热,高峰在下午或傍晚。患侧胸痛明显,可放射至肩部,深呼吸或咳嗽时加剧,患者常取患侧卧位。痰少,可带血丝,24～48 h 后可呈铁锈色痰,与肺泡内浆液渗出和红细胞、白细胞渗出有关。

(2)体征:患者呈急性病容,鼻翼翕动,面颊绯红,口角和鼻周有单纯疱疹,严重者可有发绀、心动过速、心律不齐。早期肺部无明显异常体征,随病情加重可出现患侧呼吸运动减弱,叩诊音稍浊,听诊可有呼吸音减弱及胸膜摩擦音;肺实变时,触觉语颤增强,叩诊呈浊音,听诊闻及支气管肺泡呼吸音或管样呼吸音等实变体征。消散期可闻及湿啰音。本病自然病程 1～2 周。发病 5～10 d 后体温可自行骤降或逐渐下降;使用有效抗菌药物后,体温于 1～3 d 内恢复正常。其他症状与体征亦随之逐渐消退。

(3)并发症:目前并发症已很少见。感染严重时,可伴感染性休克,尤其是老年人,表现为心动过速、血压降低、意识模糊、烦躁、四肢厥冷、发绀、多汗等,而高热、胸痛、咳嗽等症状并不明显。并发胸膜炎时多为浆液纤维蛋白性渗出液;呼吸音减低或语颤降低多提示有胸腔积液,偶可发生脓胸。肺脓肿、脑膜炎和关节炎也有发生。

3.实验室及其他检查

(1)血常规:白细胞计数升高,多在(10～30)×10⁹/L,中性粒细胞比例增多＞80 %,伴核左移,细胞内可见中毒颗粒。

(2)细胞学检查:痰革兰染色及荚膜染色镜检,如有革兰阳性、带荚膜的双球菌或链球菌,可作出初步病原诊断。痰培养 24～48 h 可确定病原体。部分患者合并菌血症,应做血培养,应在抗生素治疗前采样。聚合酶链反应(PCR)检测和荧光标记抗体检测可提高病原学诊断水平。

(3)X 射线检查:X 射线表现常呈多样性,可成斑片状或大片状实变阴影,好发于右肺上叶、双肺下叶,在病变区可见多发性蜂窝状小脓肿,叶间隙下坠。消散期,因炎性浸润逐渐吸收可有片状区域吸收较快而呈"假空洞"状。一般起病 3～4 周后才完全消散。

4.诊断要点　根据寒战、高热、胸痛、咳铁锈色痰、鼻唇疱疹等典型症状和肺实变体征,结合胸部 X 射线检查,可作出初步诊断。病原菌检测是本病确诊的主要依据。

5.治疗

(1)抗感染治疗:本病一经诊断不必等待细菌培养结果,需立即行抗生素治疗。常用制剂:首选青霉素 G,用药剂量及途径视病情轻重、有无并发症而定。轻症肌内注射青霉素,重症静脉用药。若患者对青霉素耐药,可用红霉素、林可霉素、头孢菌素或喹诺酮类药物。若抗生素有效,用药后 24～72 h 体温即可恢复正常,抗菌药物标准疗程一般为 5～7 d,或在热退后

3 天停药或由静脉用药改为口服,持续数日。成年轻症者,240 万 U/d,分三次肌注,或普鲁卡因青霉素 60 万 U 肌注,每 12 小时一次,稍重者,青霉素 240 万~480 万 U/d,分 3~4 次静滴;重症或并发脑膜炎者,1000 万~3000 万 U/d,分 4 次静滴。对青霉素过敏或耐药者,可用红霉素 2 g/d,分 4 次口服或 1.5 g/d 静滴;或林可霉素 2 g/d 肌注或静滴;重症者可改用头孢菌素类抗生素,如头孢噻肟或头孢曲松等,或喹诺酮类药物;多重耐药菌株感染者可用万古霉素,本药多为胎类抗生素,不易产生耐药性,且与其他抗生素无交叉耐药。

(2)对症及支持治疗:卧床休息,避免疲劳、酗酒等使病情加重的因素;补充足够热量、蛋白质和维生素的食物,多饮水。剧烈胸痛者,给予少量镇痛药,如可待因 15 mg;$PaO_2 < 60$ mmHg 时,应予吸氧;有明显麻痹性肠梗阻或胃扩张时,应暂时禁食、水和行胃肠减压;烦躁不安、谵妄、失眠者给予地西泮 5 mg 肌注或水合氯醛 1~1.5 g 保留灌肠,禁用抑制呼吸的镇静药。

(3)并发症治疗:高热常在治疗后 24 h 内消退,或数日内逐渐下降。如 3 d 后体温不降或降后复升,应考虑肺炎链球菌肺外感染或其他疾病存在可能性,如脓胸、心包炎、关节炎等。密切观察患者病情变化,注意防治感染性休克。

(二)葡萄球菌肺炎

葡萄球菌肺炎(staphylococcus pneumonia)是由葡萄球菌引起的肺部急性化脓性炎症,病情较重,细菌耐药率高,预后较凶险,病死率较高。肺脓肿、气胸和脓气胸并发率高。常见于糖尿病、血液病、酒精中毒、肝病、营养不良、艾滋病等免疫功能低下者;儿童在患流感或麻疹后易并发;皮肤感染灶(痈、疖、伤口感染、毛囊炎、蜂窝织炎)中的葡萄球菌经血液循环到肺部,可引起多处肺实变、化脓和组织坏死。

1. 病因与发病机制　葡萄球菌为革兰阳性球菌,其中金黄色葡萄球菌(简称金葡菌)的致病力最强,是化脓性感染的主要原因。葡萄球菌的致病物质主要是毒素和酶,具有溶血、坏死、杀白细胞和致血管痉挛等作用。医院获得性肺炎中葡萄球菌感染比例高,耐甲氧西林金黄色葡萄球菌(MRSA)感染的肺炎治疗更困难,病死率高。

2. 临床表现

(1)症状:多数起病急骤,寒战、高热,体温可达 39~40 ℃,伴咳嗽及咳痰,由咳黄脓痰变为脓血痰或粉红色乳样痰,无臭味;重症患者胸痛和呼吸困难进行性加重,并出现血压下降、少尿等周围循环衰竭表现。院内感染者一般起病隐匿,体温逐渐上升,咳少量脓痰。

(2)体征:早期肺部体征不明显,常与临床严重的中毒症状、呼吸道症状不相称,其后肺部可出现散在湿啰音;病变较大或融合时可有肺实变体征。

3. 实验室及其他检查

(1)血常规:白细胞计数增高,中性粒细胞比例增加及核左移,有中毒颗粒。最好在使用抗生素前采集血、痰、胸腔积液标本进行涂片和培养,以明确诊断。

(2)胸部 X 射线:表现为肺部多发性浸润病灶和空洞,病变存在易变性,表现为一处炎性浸润消失而在另一处出现新的病灶,或很小的单一病灶发展为大片阴影。

4. 诊断要点　根据全身毒血症状,咳脓痰,白细胞计数增高、中性粒细胞比例增加、核左移并有 X 射线表现,可做出初步诊断。细菌学检查是确诊依据。

5. 治疗要点　治疗原则是早期清除原发病灶,强有力抗感染治疗,加强支持疗法,预防并发症。

(1)抗菌治疗:选择敏感抗生素是治疗的关键。首选耐青霉素酶的半合成青霉素或头孢菌素,如苯唑西林钠、头孢呋辛钠等,联合氨基糖苷类如阿米卡星可增强疗效;青霉素过敏者可选用红霉素、林可霉素、克林霉素等;MRSA 感染宜用万古霉素静滴。本病抗生素治疗总疗程较其他肺炎长,常采用早期、联合、足量、静脉给药,不易频繁更换抗生素。

(2)对症支持治疗:患者宜卧床休息,饮食补充足够热量、蛋白质,多饮水,有发绀者给予吸氧。对气胸或脓气胸应尽早引流治疗。本病发展迅猛,预后与治疗是否及时有关,发病后应及时处理。

6.护理措施

(1)基础护理

1)环境:环境清洁安静,空气清新。室内通风每日 2 次,每次 15～30 min,避免患者直接吹风,室温保持 18～20 ℃,相对湿度以 55 %～60 %为宜,防止空气干燥。

2)休息与活动:急性期患者卧床休息,以减少组织耗氧量,病情缓解后逐渐增加机体活动量,以活动后不感心慌、气急、劳累为原则。

3)饮食:给予清淡易消化的高热量、高维生素、高蛋白质或半流质饮食,鼓励患者多饮水,每日 1000～2000 mL,以补充液体、稀释痰液。

4)口腔护理:高热时口腔黏膜干燥,同时机体抵抗力下降,易引起口唇干裂、口腔溃疡等,应在餐后、睡前进行口腔清洁,保持口腔湿润、舒适。

(2)专科护理

1)高热护理

①高热时可用乙醇(酒精)擦浴、冰袋、冰帽等措施物理降温,以逐渐降温为宜,防止虚脱。儿童要预防惊厥,不宜用阿司匹林或其他解热药,以免大汗、脱水和干扰热型观察。患者出汗时,及时协助患者擦汗、更换衣服,避免受凉;

②必要时遵医嘱使用退热药。较轻患者无须静脉补液,失水明显者可遵医嘱静脉补液,补充因发热而丢失较多的水和盐,加快毒素排泄和热量散发,尤其是食欲差或不能进食者。心脏病或老年人应注意补液速度,避免过快导致急性肺水肿。

2)促进排痰:采取有效咳嗽、翻身、拍背、雾化吸入等,必要时遵医嘱予患者祛痰剂等方法促进排痰。

3)胸痛的护理:评估疼痛的部位、性质、程度等,患者胸痛,常随呼吸、咳嗽而加重,可采取患侧卧位,或用多头带固定患侧胸廓减轻疼痛,必要时遵医嘱予止痛药。

(3)用药护理:抗感染治疗是肺炎最主要的治疗环节,遵医嘱早期、足量应用有效抗感染药物,并注意观察疗效及不良反应。

(4)并发症护理:重症肺炎出现中毒性休克时的护理措施。

1)严密观察病情,及早发现休克征象,及时抢救。

2)迅速给予高流量吸氧,改善组织缺氧状态。

3)尽快建立两条静脉通道,保持通畅,遵医嘱给予扩容剂、血管活性药物等,以维持有效血容量,恢复组织灌注,改善微循环功能,控制感染,注意防止液体渗出引起局部组织坏死和影响疗效。

4)密切监测患者血压、脉搏、呼吸、体温、意识、尿量、皮肤、黏膜的变化,判断病情转归。

(5)心理护理:由于起病急、病情重,患者及家属常焦躁不安,病情危重者甚至表现为恐惧,应多与患者主动沟通,鼓励其说出心理感受,给予关心和尊重,操作沉着冷静,给患者以安全感和信任感。

(6)健康指导

1)预防指导:向患者宣传肺炎的基本知识,告知其病因及诱因,使其避免受凉、淋雨、吸烟、酗酒及过度劳累。

2)生活指导:指导患者摄入足够的营养物质,情绪稳定,生活规律,充分休息,劳逸结合,适当锻炼,增强体质。

3)用药指导:告知肺炎治疗药物的疗效、用法、疗程、不良反应,指导患者遵医嘱按时服药,防止自行停药或减量,定期随访。

三、病毒性肺炎的护理

病毒性肺炎(viral pneumonia)是由多种不同种类的病毒侵犯肺实质而引起的肺部炎症,通常由上呼吸道病毒感染向下蔓延所致,常伴气管-支气管炎。病毒主要通过飞沫吸入,也可通过污染的餐具或玩具以及与患者直接接触而感染,传播广泛而迅速。婴幼儿、老年人、原有慢性心肺疾病等免疫力差者易感染发病。

(一)病因和发病机制

引起病毒性肺炎的病毒以呼吸道合胞病毒、流行性感冒病毒、腺病毒为常见,其他为副流感病毒、巨细胞病毒、人类免疫缺陷病毒、高致病性禽流感病毒等。吸入性感染从上呼吸道开始,气道上皮有广泛的破坏,黏膜坏死发生溃疡,黏液增加,细支气管堵塞。气道的防御功能降低,细菌容易吸附、寄植,故常招致细菌感染。肺炎可为局灶性或广泛弥漫性,病变吸收后可留有肺纤维化,甚至结节性钙化。

(二)临床表现

以冬春季节多见,多为急性起病,但症状较轻,鼻塞、咽痛、发热、头疼、全身肌肉酸痛、倦怠等上呼吸道感染症状较突出,累及肺部后出现干咳、咳少量痰或白色黏痰,肺部体征多不明显。小儿或老年人易发生重症病毒性肺炎,甚至发生休克、呼吸衰竭等并发症。

(三)辅助检查

1.实验室检查 包括血、尿常规等。白细胞计数正常、稍高或偏低。痰涂片可见白细胞,以单核细胞为主。痰培养常无致病菌生长。

2.病原学检查 病毒的分离培养和鉴定是确诊病毒性肺炎最可靠的方法。血清学检测是目前临床诊断病毒感染的重要方法。尤其是发病初期和恢复期的双份血清抗体呈4倍以上增长有诊断价值。

3.胸部X射线检查 病毒性肺炎的致病原不同,其X射线征象亦有不同的特征。胸部X射线可见肺纹理增多、小片状或广泛浸润,严重时见两肺弥漫性结节性浸润。

(四)治疗

1.抗病毒治疗 选用有效的病毒抑制剂,如利巴韦林、阿昔洛韦等。

2.对症处理和支持疗法 增加卧床休息,注意保暖。维持空气流通,采取呼吸道隔离,以免交叉感染。必要时遵医嘱予输液和吸氧。

3.预防继发细菌感染和并发症的发生。

（五）护理措施

1.基础护理

（1）环境与休息：保持病室环境的清洁、安静，注意通风，保持一定的温度与湿度。护理人员要尽量使各种操作集中进行，以免影响患者休息。

（2）营养护理：提供适合患者口味的高蛋白、高热量、高维生素、易消化的流质或半流质饮食。嘱患者多饮水，注意出入量保持平衡，防止高热后大汗致液体丢失过多。对老年人补充液体要观察尿量的变化，以防影响心功能。

（3）口腔护理：应在清晨、餐前、餐后、睡前协助患者清洁口腔，以使其感到舒适，增进食欲，口唇干裂可涂液状石蜡。根据口腔状态选择漱口液，如发现口腔黏膜改变及时做细菌培养。

2.专科护理

（1）观察病情变化：观察患者咳嗽、咳痰的变化；定时监测和记录体温、呼吸、脉搏、血压、尿量；注意患者意识和尿量的改变；如发现高热患者体温骤降至正常体温以下、脉搏细速、脉压变小、呼吸浅快、烦躁不安、面色苍白、四肢厥冷、尿量减少（<30 mL/h）等病情变化，应立即告知医师，及时采取救治措施。

（2）维持呼吸道通畅：嘱患者尽量患侧卧位，以利于痰液引流。气急发绀者用鼻导管给氧，纠正组织缺氧，改善呼吸困难。

（3）高热护理：患者应卧床休息，以减轻头痛、乏力、肌肉酸痛症状；定时监测体温；保持口腔、皮肤清洁。了解血常规、电解质等变化，在患者大量出汗、食欲不振及呕吐时，应密切观察有无脱水现象；注意观察患者末梢循环情况，四肢厥冷、发绀等提示病情加重。

（4）咳嗽、咳痰的护理：鼓励患者多饮水，指导患者有效的咳嗽、咳痰，遵医嘱给予祛痰药和雾化吸入，无力咳痰者给予吸痰，并严格执行无菌操作。

（5）胸痛的护理：协助患者取舒适卧位，避免诱发和加重疼痛因素，指导患者使用放松疗法或分散患者注意力。

（6）呼吸道隔离：交叉感染是造成病情恶化或死亡的重要原因之一。机体抵抗力低患者极易继发细菌感染，应注意隔离。

3.用药护理　遵医嘱选用有效的病毒抑制剂，注意观察疗效和不良反应。

4.并发症休克性肺炎的护理　给予去枕平卧位，保持脑部血流供应，密切观察意识状态、血压、脉搏、呼吸、尿量、体温、皮肤黏膜色泽及温湿度。遵医嘱给予合理氧疗，出现末梢循环衰竭时，应迅速建立两条静脉通路，以补充血容量，保证正常组织灌注。

5.心理护理　主动询问和关心患者的需求，鼓励患者说出内心感受，与患者进行积极有效的沟通。

6.健康指导

（1）疾病知识指导：向患者及家属介绍病毒性肺炎的病因及诱因，告知患者有痰尽量咳出，对卧床患者要勤翻身、叩背以协助排痰。

（2）生活指导：指导患者注意休息，劳逸结合，生活有规律性，提供足够营养物质。适当参加体育锻炼，增强机体抵抗力。慢性病、长期卧床、年老体弱者，应注意经常改变体位、翻身拍背，咳出痰液。

（3）用药指导：遵医嘱按时服药，了解药物的作用、用法、疗程和不良反应。

四、肺炎支原体肺炎的护理

（一）概述

支原体肺炎（mycoplasma pneumoniae pneumonia）是由肺炎支原体引起的呼吸道和肺部的急性炎症病变，常同时有咽炎、支气管炎和肺炎。肺炎支原体感染经呼吸道传播，容易造成家庭内或相对封闭的集体生活人群如幼儿园成员间的传播。

（二）病因和发病机制

肺炎支原体是介于病毒和细菌之间的最小病原微生物，革兰染色阴性，经口鼻分泌物在空气中传播，会引起小范围流行。发病机制尚未十分明确，基本倾向于支原体直接侵入学说、免疫学发病机制、呼吸道上皮细胞吸附学说和神经病毒作用等。支原体肺炎约占非细菌性肺炎的 1/3 以上，病死率低，约为 1.4 ％。

（三）临床表现

大多数感染者仅累及上呼吸道，潜伏期 2～3 周，潜伏期过后，表现为畏寒、发热，伴有乏力、头痛、咽痛、咳嗽、食欲减退、腹泻、肌肉酸痛、全身不适、耳痛等症状。偶伴胸骨后疼痛，少数有关节痛和关节炎症状。

（四）辅助检查

1.实验室检查　包括血、尿常规，肝功、肾功以及血清学检查。血清学检查是确诊肺炎支原体感染最常用的检测手段，直接检测标本中的肺炎支原体抗原，适用于临床早期快速诊断。白细胞计数多正常或偏高，以中性粒细胞为主。

2.病原学检查　肺炎支原体的分离，难以广泛应用，无助于早期诊断。

3.X 射线胸片　X 射线呈多种形态的浸润影，节段性分布，以肺下野多见。病变可于 3～4 周后自行消散，约 1/5 患者有少量胸腔积液。

4.其他检查　冷凝集试验、单克隆抗体免疫印迹法、多克隆抗体间接免疫荧光测定、固相酶免疫技术 ELISA 法等。

（五）治疗

本病有自限性，部分病例不经治疗可自愈。治疗首选药为大环内酯类抗生素，如红霉素，早期使用可减轻症状和缩短病程。也可选用喹诺酮类，青霉素或头孢菌素类抗生素无效。对剧烈咳嗽者，应适当给予镇咳药。家庭中发病应注意呼吸道隔离，避免传播。

（六）护理措施

1.基础护理　保持室内空气新鲜，给患者提供富含足够热量及蛋白质的饮食，对于进食困难或有吞咽功能障碍者，应尽早给予鼻饲，进食时注意防止发生吸入性肺炎。

2.专科护理

（1）咳嗽、咳痰的护理：遵医嘱予患者雾化吸入、叩背、体位引流、吸痰等，维持呼吸道通畅。伴呼吸困难者遵医嘱予以氧疗。

（2）高热护理：遵医嘱予患者物理降温或药物降温，同时监测体温变化，出汗较多者适当补液。

（3）胸痛的护理：协助患者取舒适卧位，避免诱发和加重疼痛因素，必要时予以止痛药。

（4）呼吸道隔离：交叉感染是造成病情恶化或死亡的重要原因之一。家庭中或相对封闭的集体生活人群如发病应注意呼吸道隔离，避免传播。

3. 健康指导

（1）疾病知识指导：向患者及家属介绍支原体肺炎的病因及诱因，注意休息，保持呼吸道通畅，定时翻身更换体位。应定期开窗通风，保持室内空气流通。

（2）生活指导：预防支原体肺炎，参与户外活动，锻炼身体以增强体质。

（3）用药指导：遵医嘱按时服药，了解药物的作用、用法、疗程和不良反应。

五、肺炎衣原体肺炎的护理

肺炎衣原体肺炎（chlamydia pneumonia）是由肺炎衣原体引起的急性肺部炎症，常累及上、下呼吸道。肺炎衣原体感染是世界性的，随年龄的增加感染率迅速上升，青壮年为50％～60％，老年可达70％～80％，四季均可流行。肺炎衣原体的感染方式可能为人与人之间通过呼吸道传播。因此，在半封闭的环境如家庭、学校、部队等可出现小范围的流行。

（一）病因和发病机制

肺炎衣原体常在儿童和成人中产生呼吸道感染，感染方式可能为人与人之间通过呼吸道分泌物传播，发病机制基本不清楚。

（二）临床表现

起病多隐袭，最早出现的是上呼吸道感染症状，表现为咽喉炎者有咽喉痛、声音嘶哑。数天或数周后，上呼吸道感染症状逐渐减退，出现干咳、胸痛、头疼、不适和疲劳，提示下呼吸道受累，此时临床表现以支气管炎和肺炎为主，病变部位偶可闻及干、湿啰音。

（三）辅助检查

1. 实验室检查　血白细胞正常或稍高，常有血沉加快。

2. 病原学检查　以气管或鼻咽吸取物做细胞培养，肺炎衣原体阳性。血清微量免疫荧光试验（MIF）检测肺炎衣原体抗体是目前最常用而敏感的方法。咽拭子分离出肺炎衣原体是诊断的金标准。

3. X 射线胸片　无特异性。

（四）治疗

四环素和红霉素为首选抗生素，成人日 2 g，疗程 2～3 周。儿童红霉素每天 40 mg/kg 体重，疗程 2～3 周。肺炎衣原体对于四环素类抗生素或大环内酯类抗生素敏感，但临床疗效往往不显著。治疗失败的患者，特别是应用红霉素治疗者，更换多西环素仍可有效。阿奇霉素因其半衰期更长，且胃肠道副作用更小，目前越来越多地应用于肺炎衣原体治疗。

（五）护理措施

1. 基础护理　给患者提供安静舒适的环境，最好是单间，防止交叉感染，做好生活护理。

2. 专科护理

（1）高热护理：密切监测体温变化，必要时可采用温水擦浴、冰敷等物理降温措施，遵医嘱使用退热药物，观察药物疗效及不良反应。

（2）咳嗽、咳痰的护理：鼓励患者多饮水，指导患者咳嗽、咳痰，遵医嘱给予祛痰药、镇咳药和雾化吸入，无力咳痰者给予吸痰，并严格执行无菌操作。

（3）呼吸道隔离：肺炎衣原体的感染可通过人与人之间呼吸道传播，因此在半封闭的环境如家庭、学校、部队等注意呼吸道隔离，避免交叉感染。

3. 健康指导

(1)疾病知识指导:向患者及家属介绍衣原体肺炎的病因及诱因,注意休息,保持呼吸道通畅,经常翻身更换体位。发病期间要注意隔离,以防传染给他人。

(2)生活指导:告知患者应定期开窗通风,保持室内空气流通及环境清洁卫生。多饮水,饮食以易消化、营养丰富的食物为宜。多开展户外活动,锻炼身体,尤其加强呼吸运动锻炼,以改善呼吸功能。

(3)用药指导:遵医嘱按时服药,了解药物的作用、用法、疗程和不良反应。

第二节 支气管扩张的护理

支气管扩张(bronchiectasis)指由于急、慢性呼吸道感染和支气管阻塞后,反复发生支气管炎症,致使支气管壁结构破坏,引起支气管异常和持久性扩张。感染、理化、免疫或遗传等原因引起支气管壁肌肉和弹力支撑组织的破坏,而引起中等大小的支气管不正常扩张。临床表现为慢性咳嗽、大量脓痰和(或)反复咯血。本病多在儿童或青年时期起病,随着抗菌药物的大量应用和儿童疫苗的普及,支气管扩张的发病呈逐渐减少趋势。

一、病因及发病机制

1. 发病机制 引起支气管扩张主要原因是支气管-肺脏的反复感染和支气管阻塞,两者相互影响。感染引起管腔黏膜充血、水肿,使管腔狭小,分泌物易阻塞管腔,导致引流不畅而加重感染;支气管阻塞、引流不畅又会诱发肺部感染,形成恶性循环,加速支气管扩张的发展。支气管病变可以是广泛的,也可以是局部的。

2. 病因 支气管扩张的病因可分为先天性和继发性两种,继发性支气管扩张较为常见。约 50 ％的支气管扩张患者无法找到病因。

(1)支气管先天性发育缺陷和遗传因素:先天性巨大气管-支气管症、先天性纤毛发育动力不良性疾病、与遗传因素有关的肺囊性纤维化、先天性丙种球蛋白缺乏症和低丙种球蛋白血症的患者,均可引起支气管扩张。

(2)继发性

1)支气管-肺脏感染和阻塞:婴幼儿期支气管-肺组织感染是支气管扩张最常见原因。由于儿童支气管腔较细和管壁薄,易阻塞,反复感染导致支气管壁各层组织,尤其是平滑肌和弹性纤维的破坏,削弱了对管壁的支撑作用。支气管炎症引起支气管黏膜充血、血肿和分泌物阻塞管腔,致使引流不畅而加重感染。麻疹、百日咳、支气管肺炎等感染是支气管-肺脏感染和阻塞所致的支气管扩张最常见的病因。

2)肺结核:纤维组织增生和收缩牵引,或因支气管结核引起管腔狭窄、阻塞,伴或不伴有肺不张均可引起支气管扩张。

3)弥漫性泛细支气管炎:在晚期因终末气道阻塞可出现广泛的支气管扩张。

4)变态反应性支气管肺曲霉病:由于损伤支气管壁,可见段支气管近端扩张。

5)支气管阻塞:如支气管腔外的肿瘤、肿大淋巴结压迫、瘢痕性狭窄、支气管内异物以及支气管内肿瘤等,均可使支气管腔发生不同程度的狭窄或阻塞,使其远端引流不畅,发生感染,破坏管壁,发生支气管扩张。

6)长期接触腐蚀性气体:如氨气吸入,直接损伤气道和反复继发感染,可导致支气管扩张。

二、临床表现

1. 症状

(1)慢性咳嗽、咳脓性痰:支气管扩张稳定期主要表现为咳嗽、咳黏液脓性痰,也有仅表现为干咳。痰量与体位改变有关,这是由于分泌物积聚于支气管的扩张部位,改变体位时分泌物刺激支气管黏膜引起咳嗽和排痰。其严重度可用痰量估计:每天少于 10 mL 为轻度;每天在 10~150 mL 为中度;每天多于 150 mL 为重度。急性发作时,脓样痰明显增多,每日可达数百毫升,典型的痰液分为四层:上层泡沫、下悬脓性物、中层黏液、底层为坏死组织沉淀物(见表 1-1)。如有厌氧菌感染,痰有臭味。

表 1-1　痰液的分层

层次	性状
上层	泡沫
中层	脓性物
下层	黏液
底层	坏死组织沉淀物

(2)反复咯血:占 57 %～75 %,咯血量差异较大,可自痰中带血至大量咯血,咯血量与病情严重程度、病变范围不一定平行。部分病变发生在上叶的"干性支气管扩张"的患者,以反复咯血为唯一症状。

(3)反复肺部感染:其特点为同一肺段反复发生感染并迁延不愈。

(4)慢性感染:中毒症状可出现发热、乏力、食欲不振、消瘦、贫血等,影响儿童的发育。

2. 体征　早期轻度支气管扩张患者可无异常体征,反复感染后由于病变位置固定,重复体检时肺部湿性啰音部位固定不变。有时可闻及哮鸣音,常伴杵状指(趾)。

三、辅助检查

1. 胸部 X 射线　早期轻症患者可见一侧或两侧下肺纹理局部增多、增粗、排列紊乱。典型病例可见不规则的环状透亮阴影或沿支气管分布的卷发状阴影,感染时阴影内可出现液平面。

2. 胸部 CT,特别是胸部高分辨 CT(HRCT)　可提高支气管扩张的诊断阳性率,可表现为管壁增厚的柱状扩张(图 1-1),或成串成簇的囊样改变(图 1-2)。目前胸部 HRCT 已成为确定性检查手段,其具有更高的空间和密度分辨力,已基本取代支气管造影。支气管造影可以明确支气管扩张部位、形态、范围和病变严重程度,主要用于准备外科手术的患者。

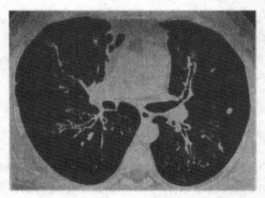

图 1-1　柱状支气管扩张的 CT 表现

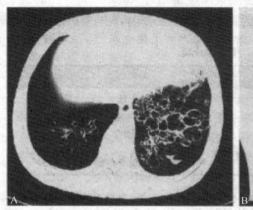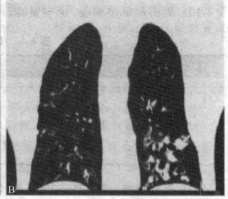

图 1-2　囊状支气管扩张的 CT 表现

3.痰液检查及培养　继发感染者痰涂片革兰染色可发现脓细胞、大量细胞碎片及感染菌,痰培养有助于发现致病菌,同时进行药敏试验。常见的定植菌包括流感嗜血杆菌、铜绿假单胞菌、卡他莫拉菌等。

4.支气管动脉造影　确定支气管扩张的部位、性质和范围,以及病变的严重程度。

5.纤维支气管镜检查　纤维支气管镜检查对支气管扩张的诊断价值不大,但可明确支气管扩张患者的支气管阻塞或出血部位,且经支气管冲洗可清除气道内分泌物。

四、治疗原则

支气管扩张的治疗目标是减少急性加重和改善生活质量。

1.基础疾病的治疗　如果引起支气管扩张的基础疾病能够治疗,应积极控制。

2.保持支气管通畅,积极排出痰液

(1)体位引流:良好的体位引流很重要,应用的原则为使患肺位置抬高,引流支气管开口向下,以利于淤积于支气管内的脓痰流入大支气管和气管而被排出。

(2)机械性引流:体位引流痰液仍难以排出者,可经支气管镜、高频振荡设备帮助引流痰液。

(3)支气管扩张剂:支气管扩张患者亦存在可逆性气流阻塞和气道高反应性,因此,使用支气管扩张剂不仅可以缓解气急等症状,亦有利于痰液的排出。

3.积极控制感染　支气管扩张急性发作期应积极控制感染,应根据症状、体征、痰液颜色及细菌培养结果个体化选择抗生素。

4.减轻气道炎症　长期吸入皮质激素,如氟替卡松可减少气道内炎症,改善症状。

5.外科手术治疗　支气管扩张的根治方法是外科手术切除。病变比较局限,在一叶或一侧肺组织,有反复咯血或感染,是手术适应证。对于双侧广泛支气管扩张或并发肺气肿或年老体弱者,估计病变切除后将导致呼吸功能严重损害者则不宜手术。

五、常见护理诊断/问题

1.清理呼吸道无效　与痰多、黏稠和无效咳嗽有关。

2.有窒息的危险　与大量咯血有关。

3.营养失调(低于机体需求量)　与慢性感染导致机体消耗和咯血有关。

4.焦虑　与疾病迁延、个体健康受到威胁有关。

5.有感染的危险　与痰多、黏稠、不易排出有关。

六、护理评估

见表 1-2。

表 1-2　支气管扩张的评估项目及评估内容

评估项目	评估内容
健康史	有无哮喘、肺癌、肺结核等病史
	有无吸烟、过敏因素、刺激性气体及相关职业和环境因素
	有无食管反流性疾病、精神性咳嗽或服用血管紧张素转换酶抑制剂等
	有无血小板减少性紫癜、急性白血病、流行性出血热等病史
症状	咳嗽:发生的急缓、性质、出现及持续时间,有无咳嗽无效等
	痰液:颜色、性质、量、气味和有无肉眼可见的异物等
	咯血:有无咳血、咳血的量,有无咳血不畅、精神紧张、面色晦暗、胸闷气促等窒息的表现
	伴随症状:有无发热、胸痛等
身体状况	生命体征及意识状态:尤其是体温、呼吸形态
	营养状态:有无消瘦及营养不良
	体位:是否存在强迫体位
	皮肤、黏膜:有无脱水、发绀、杵状指等
	肺部体征:有无呼吸频率、节律及深度异常,呼吸运动是否对称,有无呼吸音改变及干湿啰音等
心理状况	有无焦虑、抑郁等不良情绪反应
	疾病有无对患者生活、睡眠产生影响

七、护理措施

1.基础护理

(1)环境与休息:保持室内空气新鲜,定时通风,维持适宜的温湿度,避免诱发咳嗽的因素。急性感染或病情严重者应卧床休息,减少活动,避免诱发咯血。

(2)饮食护理:提供高热量、高蛋白质、高维生素饮食,少量多餐,避免进食生冷食物。鼓励患者多饮水,每日 1500 mL 以上,以提供充足水分,使痰液稀释,利于排痰。

（3）保持口腔清洁：因为有大量痰液产生，故在饭前饭后清洁口腔，咳痰后用清水或漱口液漱口。

2.专科护理

（1）病情观察：密切监测患者生命体征、咳嗽咳痰情况，记录24 h痰液引流量，密切观察患者咯血量、颜色、性质及出血的速度、生命体征及意识状态的变化；有无胸闷、气促、呼吸困难、发绀、面色苍白、出冷汗、烦躁不安等窒息征象；有无阻塞性肺不张、肺部感染及休克等并发症的表现，如有异常及时通知医生，遵医嘱予患者相应处理。

（2）保持呼吸道通畅：保持呼吸道引流通畅是支气管扩张症最重要的治疗措施之一。遵医嘱予患者雾化吸入，指导患者深呼吸及有效咳嗽，辅以拍背、体位引流等，使患者将痰液咳出。

1）体位引流：①根据正侧位胸片、HRCT等明确需要引流的部位，根据病变部位采取相应的引流体位（图1-3）。同时考虑患者的耐受程度，如不能耐受，应及时调整姿势。引流前向患者说明体位引流的目的、过程、注意事项，以消除顾虑，取得患者合作。引流前予患者测量生命体征，对于痰液黏稠不易咳出者，可先遵医嘱予患者雾化吸入以湿化气道，有支气管痉挛的患者，在体位引流前可先给予支气管扩张剂，以提高引流效果；②体位引流一般在饭前进行，在早晨清醒后立即进行效果最好，每次引流15～30 min，每日2～3次，总治疗时间为30～45 min，如果有多个体位需要引流，可先从病变严重或积痰较多的部位开始，逐一进行。头低脚高位引流时，为了预防胃食管反流、恶心、呕吐，应在饭后1～2 h进行，尤其是留置胃管患者；③引流过程中应有护士或家属协助，以便及时发现异常。注意观察患者有无头晕、出汗、脉搏细弱、面色苍白等表现，评估患者的耐受程度，如果患者心率超过120次/min，或出现心律失常、高血压、低血压等，应立即停止引流同时通知医生。在引流过程中可进行叩拍，并嘱患者深吸气，促进痰液排出。引流后应进行有意识的咳嗽或用力呼气，排出大气道的分泌物。引流结束后协助患者采取舒适体位，协助漱口，以保持口腔清洁。记录排出的痰液量和性状，必要时送检。

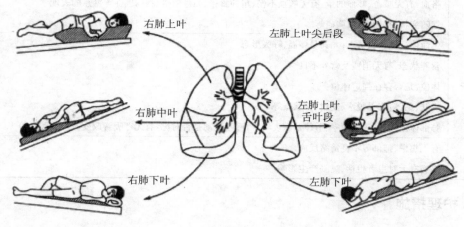

图1-3　体位引流

2）深呼吸和有效咳嗽：①患者坐位，双脚着地，身体稍前倾，双手环抱一个枕头，进行数次深而缓慢的腹式呼吸，深吸气末屏气，然后缩唇（撅嘴），缓慢呼气，在深吸一口气后屏气3～5 s，身体前倾，从胸腔进行2～3次短促有力的咳嗽，张口咳出痰液，咳嗽时收缩腹肌，或用自己的手按压上腹部，帮助咳嗽；②胸部叩击法：叩击时避开乳房、心脏和骨突部位，患者侧卧位,叩击者使掌侧呈杯状,以手腕力量,从肺底自下而上、由外向内、迅速而有节律地叩击5～15 min。

3)潜在并发症:大咯血、窒息。

①休息与卧位:小量咯血患者以卧床休息为主,大咯血患者应绝对卧床,头偏向一侧,防止窒息;

②监测病情:密切观察患者有无胸闷、烦躁不安、面色苍白、口唇发绀、大汗淋漓等窒息先兆。监测生命体征,记录咯血量、痰量及其性质;

③饮食护理:大咯血者禁食,小量咯血者进少量温凉饮食,因过冷或过热食物均易诱发或加重咯血。多饮水,多食富含纤维素食物,以保持排便通畅,避免排便时负压增加而引起再度咯血;

④专人护理:安排专人护理并安慰患者。保持口腔清洁、舒适,咯血后为患者漱口,擦净血迹,防止因口咽部异味刺激引起剧烈咳嗽而诱发再次咯血。及时清理患者咯出的血块及污染的衣物、被褥,有助于稳定情绪增加安全感,避免因患者过度紧张而加重病情。对精神极度紧张、咳嗽剧烈的患者,可建议给予小剂量镇静剂或镇咳剂。

⑤保持患者呼吸道通畅:对于痰液黏稠不易咳出者,可经鼻腔吸痰。重症患者在吸痰前提高吸氧浓度,以防吸痰时发生低氧血症。咯血时轻拍健侧背部,嘱患者不要屏气,以免诱发喉头痉挛,使血液引流不畅形成血块,导致窒息。

3.用药护理

(1)咳血患者常用垂体后叶素止血治疗,垂体后叶素可收缩小动脉,减少肺血流量,从而减轻咳血。但也能引起子宫、肠道平滑肌收缩和冠状动脉收缩,故冠心病、高血压患者及孕妇忌用。静脉点滴时速度勿过快,以免引起恶心、便意、心悸、面色苍白等不良反应。

(2)年老体弱、肺功能不全患者在应用镇静剂和镇咳药后,应注意观察呼吸中枢和咳嗽反射受抑制情况,以早期发现因呼吸抑制导致的呼吸衰竭和不能咳出血块而发生窒息。

(3)支气管扩张剂:常用的药物为异丙托溴铵和沙丁胺醇。异丙托溴铵常见的不良反应为眼压升高、头痛、恶心、口干、局部刺激等,青光眼患者慎用。沙丁胺醇主要不良反应为头痛、震颤、心动过速等,用药前予患者讲解药物相关不良反应,观察患者生命体征、可否耐受等。

4.心理护理　支气管扩张患者因长期咳嗽、咳大量脓性痰和反复咯血,经常会有各种消极的心理变化。尤其是大咯血的患者,对其突然的大咯血毫无思想准备,往往会产生很大的心理压力,表现为恐惧、紧张、焦虑、失望乃至绝望等。因此,护理人员应做好患者的心理护理工作。首先应该让患者镇静下来,尽量避免容易造成患者紧张恐惧的因素。多与患者及家属沟通,多关心患者,为患者讲解疾病相关知识,让患者树立战胜疾病的信心,促进疾病康复。

5.健康指导

(1)预防保健:保持居室内空气新鲜,定时通风,避免烟雾、灰尘及刺激性气体的刺激;积极防治麻疹、百日咳、支气管炎及肺结核等急、慢性呼吸道感染;戒烟、戒酒,因为香烟、酒精刺激大,容易出现剧烈咳嗽,导致支气管扩张咳脓痰及咯血的发生与加重。选择合适的体育锻炼项目,提高机体免疫力,从而减少支气管扩张反复感染的机会。

(2)自我监测病情:观察体温变化;观察痰液的颜色、性状、气味和量的变化;必要时留痰标本送检;观察病情变化,如有无感染与咯血;了解窒息的先兆症状,如胸闷、气急、呼吸困难、咯血不畅、喉头有痰鸣音等,及时采取措施;了解各种药物的作用和不良反应。

（3）强调排痰对于减轻症状、控制感染的重要性：指导患者及家属学习和掌握有效咳嗽、胸部叩击及体位引流的方法，长期坚持，以控制病情的进展。

第三节　支气管哮喘的护理

一、概述

支气管哮喘（bronchial asthma）简称哮喘，是由多种细胞（如嗜酸性粒细胞、肥大细胞、T淋巴细胞、中性粒细胞、气道上皮细胞等）和细胞组分参与的气道慢性炎症性疾病。这种慢性炎症导致气道高反应性和广泛多变的可逆性气流受限，并引起反复发作性的喘息、气急、胸闷或咳嗽等症状，常在夜间和（或）清晨发作和加重，多数患者可自行缓解或治疗后缓解。支气管哮喘如贻误诊治，随病程的延长可产生气道不可逆性狭窄和气道重塑。因此，合理的防治至关重要。

哮喘是常见的慢性呼吸道疾病之一，近年来，世界各地支气管哮喘的发病率和死亡率呈逐年增高趋势。我国患病率为 1 ％～4 ％，其中儿童患病率高于青壮年，城市高于农村，老年人群的患病率有增高趋势。成人男女患病率相近，约 40 ％的患者有家族史。

二、病因与发病机制

本病的病因还不十分清楚，目前认为哮喘是多基因遗传病，受遗传因素和环境因素双重影响。

1. 遗传因素　哮喘患者的亲属患病率高于群体患病率，且亲缘关系越近病情越严重，其亲属患病率也越高。有研究表明，与气道高反应、IgE 调节和特应性反应相关的基因在哮喘的发病中起着重要作用。

2. 环境因素　主要为哮喘的激发因素，包括：①吸入性变应原：如尘螨、花粉、真菌、动物毛屑、二氧化硫、氨气等各种特异和非特异性吸入物；②感染：如细菌、病毒、原虫、寄生虫等；③食物：如鱼、虾、蟹、蛋类、牛奶等；④药物：如普萘洛尔（心得安）、阿司匹林等；⑤其他：气候改变、运动、妊娠等。哮喘发病机制见图 1-4。

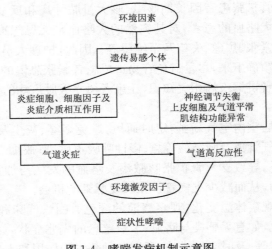

图 1-4　哮喘发病机制示意图

三、临床表现

1. 症状　哮喘的临床表现因发作的轻重和支气管狭窄的程度而异。典型表现为发作性呼气性呼吸困难或发作性胸闷和咳嗽,伴有哮鸣音,严重者呈强迫坐位或端坐呼吸,甚至出现发绀等。有时咳嗽可为唯一症状(咳嗽变异型哮喘),干咳或咳大量白色泡沫样痰。哮喘可在数分钟内发作,经数小时至数天,用支气管舒张剂可缓解或自行缓解。在夜间及凌晨发作和加重常是哮喘的特征之一。有些青少年可在运动时出现胸闷、咳嗽和呼吸困难(运动性哮喘)。

2. 体征　发作时胸部呈过度充气征象,双肺可闻及广泛的哮鸣音,呼气音延长,严重者可出现心率加快、奇脉、胸腹反常运动和发绀。但在轻度哮喘或非常严重哮喘发作时,哮鸣音可不出现,称之为寂静胸。

3. 并发症　发作时可并发气胸、纵隔气肿,长期反复发作和感染可并发慢性支气管炎、肺气肿等。

四、支气管哮喘的分期

根据临床表现可分为急性发作期、慢性持续期和缓解期。

1. 急性发作期　气促、咳嗽、胸闷等症状突然发生或加重,常有呼吸困难,以呼气流量降低为特征,常因接触刺激物或治疗不当所致。其程度轻重不一,病情加重可在数小时内出现。

2. 慢性持续期　在哮喘非急性发作期,患者仍有不同程度的哮喘症状。根据临床表现和肺功能可将慢性持续期的病情程度分为 4 级(见表 1-3)。

表 1-3　慢性持续期的病情程度分级

分级	临床表现	肺功能改变
间歇(第一级)	症状<每周 1 次,短暂发作,夜间哮喘症状≤每月 2 次	FEV_1≥80 %预计值或 PEF≥80 %个人最佳值,PEF 或 FEV_1 变异率<20 %
轻度持续期(第二级)	症状≥每周 1 次,但<每天 1 次,可能影响活动和睡眠,夜间哮喘症状>每月 2 次,但每周<1 次	FEV_1≥80 %预计值或 PEF≥80 %个人最佳值,PEF 或 FEV_1 变异率 20 %～30 %
中度持续期(第三级)	每天有症状,影响活动和睡眠,夜间哮喘症状≥每周 1 次	FEV_1 为 60 %～79 %预计值或 PEF≥60 %～79 %个人最佳值,PEF 或 FEV_1 变异率>30 %
严重持续(第四级)	每天有症状,频繁发作,经常出现夜间哮喘症状,体力活动受限	FEV_1<60 %预计值或 PEF<60 %个人最佳值,PEF 或 FEV_1 变异率>30 %

3. 缓解期　指经过或未经治疗症状、体征消失,肺功能恢复到急性发作前水平,并维持 4 周以上。

五、辅助检查

1. 肺功能检查

(1)通气功能检测:发作时呈阻塞性通气功能障碍,呼气流速指标显著下降,FEV_1、$FEV_1/FVC\%$、最大呼气中期流速(MMEF)、呼气峰值流速(PEF)均减少。缓解期上述通气功能指标逐渐恢复。

(2)支气管激发试验:用以测定气道反应性。常用吸入激发剂为乙酰甲胆碱、组胺。吸入激发剂后其通气功能下降、气道阻力增加。激发试验只适用于 FEV_1 在正常预计值 70 %以上的患者。在设定的激发剂量范围内,如 FEV_1 下降≥20％,可诊断为激发试验阳性。

(3)支气管舒张试验:用以测定气道气流的可逆性。常用吸入型支气管舒张药(如沙丁胺醇、特布他林等)。如 FEV_1 较用药前增加>15％,且其绝对值增加>200 mL,可判断舒张试验阳性。

(4)PEF及其变异率测定:PEF可反映气道通气功能的变化。哮喘发作时PEF下降,昼夜PEF变异率≥20％,则符合气道气流受限可逆性改变的特点。

2.动脉血气分析 严重发作时可有 PaO_2 降低。由于过度通气可使 $PaCO_2$ 下降,pH上升,表现为呼吸性碱中毒。如气道阻塞严重时,可出现 CO_2 潴留,$PaCO_2$ 上升,表现呼吸性酸中毒。如缺氧明显,可合并代谢性酸中毒。

3.特异性变应原的检测 用放射性过敏原吸附法(RAST)可直接测定特异性IgE血清,哮喘患者的血清IgE常升高2～6倍。

4.胸部X射线检查 哮喘发作时双肺透亮度增高,呈过度充气状态。合并感染时,可见肺纹理增粗和炎性浸润阴影。

5.痰液检查 涂片可见较多的嗜酸性粒细胞及黏液栓;并发细菌感染时,痰培养、药物敏感试验有助于病原菌诊断和治疗。

6.实验室检查 发作时血常规可有嗜酸性粒细胞增高,如并发感染时可有白细胞总数增加,中性粒细胞增加。

六、治疗原则

目前无特效的治疗方法。治疗目的为控制症状,防止病情恶化,尽可能保持肺功能正常,减轻治疗不良反应,防止不可逆气道阻塞致死亡。主要是脱离变应原及药物治疗。

七、常见护理诊断/问题

1.气体交换受损 与支气管痉挛、气道炎症、气道阻力增加有关。

2.清理呼吸道无效 与支气管黏膜水肿、分泌物增多、痰液黏稠、无效咳嗽有关。

3.活动无耐力 与缺氧、呼吸困难有关。

4.焦虑 与哮喘长期存在且反复急性发作有关。

5.知识缺乏 与缺乏正确使用定量吸入器用药的相关知识有关。

八、护理措施

1.基础护理

(1)环境与休息:有明确过敏原者,应尽快脱离。保持室内清洁、空气流通。根据患者病情提供舒适体位,如为端坐呼吸患者提供床旁桌支撑身体,以减少体力消耗。病室不宜摆放花草,避免使用皮毛、羽绒或蚕丝织物。

(2)饮食护理:大约20％的成年患者和50％的患儿可因不适当饮食而诱发或加重哮喘,应提供清淡、易消化、有足够热量的饮食。若能找出与哮喘发作有关的食物,如鱼、虾、蟹、蛋类、牛奶等,应避免食用。某些食物添加剂如酒石黄、亚硝酸盐(制作糖果、糕点中用于漂白或防腐)也可诱发哮喘发作,应当引起注意。戒酒、戒烟。

(3)口腔与皮肤护理:哮喘发作时,患者常会大量出汗,应每天以温水擦浴,勤换衣服和床单,保持皮肤的清洁、干燥和舒适。协助并鼓励患者咳嗽后用温水漱口,保持口腔清洁。

2. 专科护理

(1)病情观察:观察哮喘发作的前驱症状,如鼻咽痒、打喷嚏、流涕、眼痒等黏膜过敏症状。哮喘发作时,观察患者意识状态、呼吸频率、节律、深度等,监测呼吸音、哮鸣音变化,监测动脉血氧分压和肺功能情况,了解病情和治疗效果。严重发作时,如经治疗病情无缓解,做好机械通气准备工作。加强对急性期患者的监护,尤其在夜间和凌晨易发作时,严密观察有无病情变化。

(2)氧疗护理:重症哮喘患者常伴有不同程度的低氧血症,应遵医嘱给予鼻导管或面罩吸氧,吸氧流量为每分钟 1～3 L,吸入氧浓度一般不超过 40 %。为避免气道干燥和寒冷气流的刺激而导致气道痉挛,吸入的氧气应尽量温暖湿润。如哮喘严重发作,经一般药物治疗无效,或患者出现神志改变,$PaO_2 < 60$ mmHg、$PaCO_2 > 50$ mmHg 时,应准备进行机械通气。

(3)保持呼吸道通畅

1)补充水分:哮喘急性发作时,患者呼吸增快、出汗,常伴脱水、痰液黏稠,应鼓励患者每天饮水 2500～3000 mL,以补充丢失的水分,稀释痰液。重症者应建立静脉通道,遵医嘱及时、充分补液,纠正水、电解质和酸碱平衡紊乱。

2)促进排痰:痰液黏稠者可定时给予雾化吸入。指导患者进行有效咳嗽、协助叩背有利于痰液排出。无效者可用负压吸引器吸痰。

3. 用药护理

(1)观察药物疗效和不良反应。

1)β_2 受体激动剂:指导患者按医嘱用药,不宜长期、规律、单一、大量使用。因为长期应用可引起 β_2 受体功能下降和气道反应性增加,出现耐药性。指导患者正确使用雾化吸入器,以保证药物的疗效。静滴沙丁胺醇时应注意滴速,用药过程观察有无心悸、骨骼肌震颤、低血钾等不良反应。

2)糖皮质激素:吸入药物治疗,少数患者可出现口腔念珠菌感染、声音嘶哑或呼吸道不适,指导患者喷药后必须立即用清水充分漱口以减轻局部反应和胃肠吸收。口服用药宜在饭后服用,以减少对胃肠道黏膜的刺激。气雾吸入糖皮质激素可减少其口服量,当用吸入剂代替口服剂时,通常需同时使用两周后再逐步减少口服量。指导患者遵医嘱用药,不得自行减量或停药。

3)茶碱类:静注时浓度不宜过高,速度不宜过快,注射时间宜在 10 min 以上,以防中毒症状发生。其不良反应有恶心、呕吐等胃肠道症状,心律失常、血压下降和兴奋呼吸中枢作用,严重者可致抽搐甚至死亡。用药时监测血药浓度可减少不良反应的发生。发热、妊娠、小儿或老年有心、肝、肾功能障碍及甲状腺功能亢进者不良反应易发。合用西咪替丁(甲氰米胍)、喹诺酮类、大环内酯类等可影响茶碱代谢而使其排泄减慢,应加强观察。茶碱缓(控)释片有控释材料,不能嚼服,必须整片吞服。

(2)用药指导

1)定量雾化吸入器(MDI)及干粉吸入器:使用时需要患者协调呼吸动作,正确使用是保证吸入治疗成功的关键。应向患者介绍雾化吸入器具及干粉吸入器的使用方法,医护人员演示后,指导患者反复练习,直至患者完全掌握。对不易掌握 MDI 吸入方法的儿童或重症患者,可在 MDI 上加储药罐(Spacer),可以简化操作。

2)碟式吸入器:指导患者正确将药物转盘装进吸入器中,打开上盖至垂直部位(刺破胶囊),用口唇含住吸嘴用力深吸气,屏气数秒钟。重复上述动作3~5次,直至药粉吸尽为止。完全拉开滑盘,再推回原位,此时旋转盘转至一个新囊泡备用。

3)都保装置:使用时移去瓶盖,一手垂直握住瓶体,另一手握住盖底,先右转再向左旋至听到"喀"的一声备用。吸入前先呼气,然后含住吸嘴,仰头,用力深吸气,屏气5~10 s。

4)准纳器:使用时一手握住外壳,另一手的大拇指放在拇指柄上向外推动至完全打开,推动滑杆至听到"咔嚓"一声,将吸嘴放入口中,经口深吸气,屏气10 s。

4.心理护理　心理护理是支气管哮喘患者在治疗和护理中必不可少的内容,直接关系到患者的治疗程度。患者大多存在恐慌、焦躁、心烦、抑郁等心理,多数支气管哮喘患者害怕自己的疾病支出过多医疗费用,又害怕引起家人的厌烦嫌弃,同时伴有身体不适,害怕疾病严重影响自己的生命健康,所以常有自卑感,有些患者甚至选择轻生。这时应该积极和患者交谈,交谈时应注意语气温和,尊重患者,告诉患者积极配合治疗可以减轻痛苦,可以减少医疗费用,减少生活压力,对疾病的恢复起到重要的作用,同时应告诉患者家属关心患者、照顾患者,可以给患者安排适当的工作,让患者体会到自己存在的意义。

5.健康指导

(1)疾病知识指导:指导患者增加对哮喘的激发因素、发病机制、控制目的和效果的认识,以提高患者在治疗中的依从性。通过教育使患者懂得哮喘虽不能彻底治愈,但只要坚持充分的正规治疗,完全可以有效地控制哮喘的发作,能坚持日常工作和学习。

(2)避免诱发因素:针对个体情况,指导患者有效控制可诱发哮喘发作的各种因素,如避免摄入引起过敏的食物;避免强烈的精神刺激和剧烈运动;避免持续的喊叫等过度换气动作;不养宠物;避免接触刺激性气体及预防呼吸道感染;戴围巾或口罩避免冷空气刺激;在缓解期应加强体育锻炼、耐寒锻炼及耐力训练,以增强体质。

(3)自我监测病情:指导患者识别哮喘发作的先兆表现和病情加重的征象,学会哮喘发作时进行简单的紧急自我处理方法。

(4)用药指导:哮喘患者应了解自己所用各种药物的名称、用法、用量及注意事项,了解药物的主要不良反应及如何采取相应的措施来避免。指导患者或家属掌握正确的药物吸入技术,与患者共同制订长期管理、防止复发的计划。

第四节　肺结核的护理

结核病是结核杆菌引起的慢性传染性疾病,结核杆菌可侵及全身几乎所有脏器,肺结核(pulmonary tuberculosis)是其最常见的类型,可分为原发型肺结核(Ⅰ型)、血行播散型肺结核(Ⅱ型)、浸润性肺结核(Ⅲ型)、慢性纤维空洞型肺结核(Ⅳ型)、结核型胸膜炎(Ⅴ型)。痰结核菌阳性的肺结核患者是引起传播的主要传染源,在结核病防治中是首要的控制对象。结核病严重影响人民健康,是我国重点防治疾病之一,对肺结核病及时、准确的诊断和彻底治愈,不仅可恢复患者健康,而且是消除传染源、控制结核病流行的最重要措施。随着细菌学、影像学、免疫学等诊断技术的发展、短程化学疗法的广泛应用和老年患者、耐药患者、合并糖尿病、免疫损害等肺结核患者的增多,使肺结核的诊断和治疗日趋复杂,需要建立规范的诊断程序和治疗指导原则,以便结核病专业医师及其他有关医疗卫生机构医师取得共识,正确掌握诊断技术,合理使用化疗方案,提高肺结核的诊断和处理水平。

结核病是全球流行的传染性疾病之一,在全球所有传染性疾病中,结核病仍然是成年人的首要死因。20 世纪 60 年代起,结核病化学治疗成为控制结核病的有效方法,使新发结核病治愈率达 95 ％以上。但 20 世纪 80 年代中期以来,结核病出现全球恶化趋势,WHO 于 1993 年宣布结核病处于"全球紧急状态"。据 WHO 报告:全球约 20 亿人曾受到结核分枝杆菌感染,现有肺结核患者约 2000 万,每年新发病例 800 万～1000 万,每年死于肺结核的患者约 300 万。更值得注意的是,全球 90％的结核病患者在发展中国家。

一、病因及发病机制

1.结核分枝杆菌　属分枝杆菌,分为人型、牛型、非洲型和鼠型 4 类,其中引起人类结核杆菌的主要为人型结核分枝杆菌,少数为牛型菌感染。结核分枝杆菌的生物学特性有:

(1)抗酸性:耐酸染色呈红色,可抵抗盐酸酒精的脱色作用,故又称抗酸杆菌。

(2)生长缓慢:结核分枝杆菌为需氧菌,其适宜温度为 37 ℃左右,合适酸碱度 pH6.8～7.2。生长缓慢,繁殖一代需 14～20 h,培养四周才能形成 1 mm 左右菌落。

(3)抵抗力强:结核分枝杆菌对干燥、酸、碱、冷的抵抗力较强,在阴湿环境下能生存数月。结核分枝杆菌对热、光照、紫外线比较敏感,阳光下暴晒 2～7 h,病房常用紫外线灯消毒 30 min 均有明显杀菌作用,煮沸 5 min 即可被杀死。常用杀菌剂:70 ％酒精最佳,接触 2 min 即可杀灭。5 ％苯酚或 1.5 ％来苏儿液可以杀菌但需时间较长。除污剂或合成洗涤剂对结核分枝杆菌完全不起作用。

(4)菌体结构复杂:菌体蛋白质是结核菌素的主要成分,诱发皮肤变态反应。

2.感染途径

(1)传染源主要为痰中带菌的肺结核患者,尤其是未经治疗者。

(2)传播途径:结核菌主要是通过呼吸道传播,健康人吸入肺结核患者咳嗽、打喷嚏时喷出的带菌飞沫,可引起结核菌感染。此外,结核菌经消化道进入人体是次要传播途径,饮用带牛型结核杆菌的牛奶可致消化道感染,但并不多见。其他感染途径,如通过皮肤、泌尿生殖系统等,均少见。由呼吸道之外入侵的结核分枝杆菌,可在初感染时,或感染后病灶恶化或复燃时经淋巴、血行而传播至肺脏。

(3)易感人群对结核病的易感性决定于诸多因素,其中人体的自然抵抗力尤为重要。影响人体抵抗力的因素很多,如年龄因素、疾病因素、社会经济因素,此外,遗传因素也是一个重要因素。

3.结核分枝杆菌感染和肺结核的发生与发展

(1)结核菌进入人体后,可引发机体的两种反应,即免疫和变态反应。

1)免疫反应:人体对结核菌的先天免疫力是非特异性的,而通过接种卡介苗或经过结核菌感染所获得的后天免疫力是特异性的,使淋巴细胞的致敏和吞噬细胞作用增强,最终导致结核结节的形成,使病变局限化。机体免疫力强可防止发病或使疾病减轻,而营养不良、婴幼儿、老年人、糖尿病、艾滋病及使用糖皮质激素、免疫抑制剂等使人体免疫功能低下,容易受结核分枝杆菌感染而发病,或使原以稳定的病灶重新活动。

2)变态反应:结核杆菌侵入人体 4～8 周,身体组织对结核分枝杆菌及其代谢产物所发生的敏感反应称为变态反应,可使局部出现渗出炎症,甚至干酪样坏死,同时使全身伴发热、乏力等症状。此时如做结核菌素皮肤试验,呈阳性反应。

(2)原发感染与继发感染

1)原发感染:是指机体首次感染结核分枝杆菌。人体初次感染后,若结核杆菌未被吞噬细胞完全清除,并在肺泡巨噬细胞内外生长繁殖,这部分肺组织即出现炎性病变,称为原发病灶。由于机体缺乏特异性免疫及变态反应,原发病灶中的结核菌被吞噬细胞沿淋巴管携至肺门淋巴结,引起肺门淋巴结肿大。原发病灶和肿大的气管、支气管、淋巴结合称为原发综合征(图1-5)。原发病灶继续扩大,结核菌可直接或经血液播散至邻近组织器官,引起相应部位的结核感染。

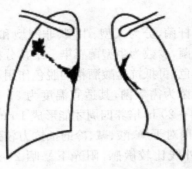

图 1-5 原发综合征

2)继发感染:是指初次感染后再次感染结核分枝杆菌,多为原发感染时潜伏下来的结核菌重新生长、繁殖所致,称为内源性复发,也可以受分枝杆菌的再感染而发病,称为外源性重染。由于机体此时对结核菌已有一定的特异性免疫力,故病变常较局限,发展也较缓慢,较少发生全身播散,但局部病灶有渗出、干酪样坏死乃至空洞形成的倾向。肺结核的发生发展过程见图1-6。

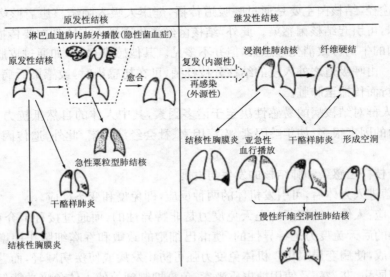

图 1-6 肺结核的发生发展过程

二、临床表现

1. 症状

(1)呼吸道症状:可有咳嗽、咳痰 3 周或以上,多为干咳或有少量白黏痰;有空洞形成时痰量增多;合并细菌感染时,痰呈脓性且量增多;合并厌氧菌感染时有大量脓臭痰;合并支气管结核表现为刺激性干咳。可伴有咳血,多为小量,当肺部病变接近胸膜时则可有钝性或锐性胸痛,病变广泛时,可出现呼吸困难。

(2)全身症状:发热,常午后低热,可伴盗汗、乏力、食欲降低、体重减轻、月经失调;还可有结核变态反应引起的过敏表现,如结节性红斑、泡性结膜炎和结核风湿症(poncet 病)等。但应注意约 20 %的活动性肺结核患者也可以无症状或仅有轻微症状。

2. 体征　患肺结核时,肺部体征常不明显,肺部病变较广泛时可有相应体征。患侧呼吸音减低,叩诊呈浊音,听诊呼吸音减低或可闻及支气管呼吸音和湿啰音,有明显空洞或伴支气管扩张时可闻及中小水泡音。康尼峡缩小提示肺尖有病变。当病变部位广泛纤维化和胸膜增厚粘连时则患侧胸廓下陷,肋间变窄,器官移位,叩诊变浊,健侧可有代偿性肺气肿现象。

三、辅助检查

1. 痰结核分枝杆菌检查　是确诊肺结核最特异的方法,也是制订化疗方案和考核疗效的主要依据。痰涂片抗酸染色镜检快速简便,痰培养更为精确,不但能了解结核分枝杆菌生长繁殖能力,还可做药物敏感试验与菌型鉴定。痰聚合酶链反应(PCR)技术快速、简便、敏感性高,少量结核分枝杆菌即可有阳性结果。

2. X 射线检查主要特点

(1)多发生在肺上叶尖后段,肺下叶背段。

(2)多肺段侵犯。

(3)X 射线影像呈多形态表现(即同时呈现渗出、增殖、纤维和干酪改变)。

(4)合并空洞多。

(5)可伴有支气管播散灶。

(6)可伴有钙化和胸膜增厚与粘连及肺不张、肺门、气管、纵隔移位。

(7)球形病灶时(结核球)直径多<3 cm,周围有卫星病灶,内侧端常有引流支气管征。

(8)病变变化慢(1 个月以内变化较小)。

3. CT 检查　CT 能提供横断面的图像,减少重叠影像,易发现隐藏的病变,比普通胸片更早期显示微小的粟粒结节。

4. 结核菌素试验(简称 OT 试验)　OT 的纯蛋白衍生物(PPD)比较精确,不产生非特异反应,已被广泛应用。

(1)实验方法:结核菌素试验选择左侧前臂屈侧中上部 1/3 处,0.1 mL(5IU)皮内注射,用 26 号 10 mm 长的一次性短斜面针头和 1 mL 注射器,注射后应能产生凸起的皮丘,边界清楚,上面可见明显的小凹。

(2)观察及测量方法:试验后 48~72 h 观察和记录,手指轻摸硬结边缘,测量硬结的横径和纵径,得出平均直径=(横径+纵径)/2,而不是测量红晕的直径,硬结为特异性变态反应,而红晕为非特异性反应。

(3)判断标准:小于 5 mm 为阴性,5～9 mm 为弱阳性(提示结核菌感染或非结核性分枝杆菌感染),10～19 mm 为阳性反应,20 mm 以上或局部发生水泡与坏死者为强阳性反应。

(4)临床意义:结核菌素试验阳性仅表示曾有结核分枝杆菌感染,并不一定是现症患者,若呈强阳性,常提示活动性结核病。结核菌素试验对婴幼儿的诊断价值大于成人,因年龄越小,自然感染率越低。3 岁以下强阳性反应者应视为有新近感染的活动性肺结核,应进行治疗。结核菌素阴性除见于机体未感染结核分枝杆菌,还见于:结核感染后 4～8 周以内,处于变态反应前期;免疫力下降或免疫受到抑制,如用糖皮质激素或免疫抑制剂、淋巴细胞免疫系统缺陷、百日咳、严重肺结核病和危重患者;严重营养不良患者。

四、诊断要点

根据结核病的症状和体征、肺结核的接触史,结合胸部 X 线检查及痰结核分枝杆菌检查可做出判断。需要注意的是部分患者无明显症状,故 X 线检查是发现早期肺结核的主要方法。

五、结核病分类

1. 原发型肺结核　含原发综合征和胸内淋巴结结核。多见于儿童及边远山区、农村初进城市的成人。症状多轻微短暂,有结核病接触家族史,结核菌素试验多为阳性。原发病灶一般吸收快,不留任何痕迹。

2. 血行播散型肺结核　包括急性血行播散型肺结核及亚急性、慢性血行播散型肺结核。急性血行播散型肺结核多见于婴幼儿和青少年,近年老年人发病有所增加。特别是营养不良、患传染病或长期应用免疫抑制剂者,大量结核杆菌在较短时间内多次侵入血液循环,血管通透性增加,结核分枝杆菌进入肺间质,并侵犯肺实质,形成典型的粟粒大小的结节(图 1-7)。若人体抵抗力较强,少量结核分枝杆菌分批进入血液循环、进入肺部,病灶常大小不均等、新旧不等,为亚急性或慢性血行播散型肺结核。

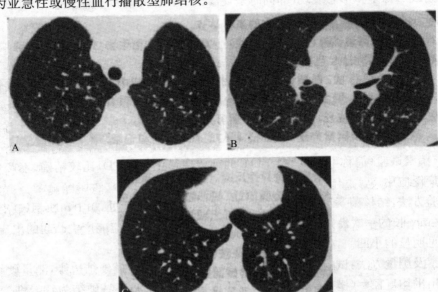

图 1-7　急性血行播散型肺结核

3.继发型肺结核 是成人中最常见的肺结核类型,病程长,易反复。

(1)浸润型肺结核:浸润渗出性肺结核病变和纤维素干酪增殖病变多发生在肺尖和锁骨下(图1-8)。

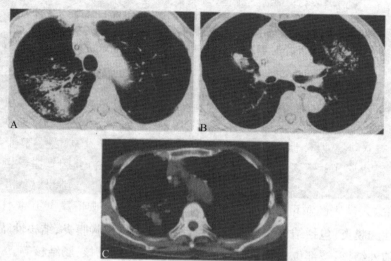

图1-8 浸润型肺结核

(2)空洞型肺结核:空洞由干酪渗出病变溶解形成,洞壁不明显,有多个空腔,形态不一。多有支气管播散,临床表现:发热、咳嗽、咳痰和咯血。空洞型肺结核患者痰中经常排菌。

(3)干酪样肺炎:浸润型肺结核伴大片干酪样坏死时,病程呈急进,出现高热、呼吸困难等严重毒性症状(图1-9)。

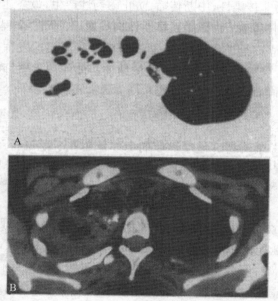

图1-9 干酪性肺炎

(4)结核球:干酪样坏死部分消散后,周围形成纤维包膜;或空洞的引流支气管阻塞,空洞内干酪样物质不能排出,凝成球形病灶,称为"结核球"(图1-10)。

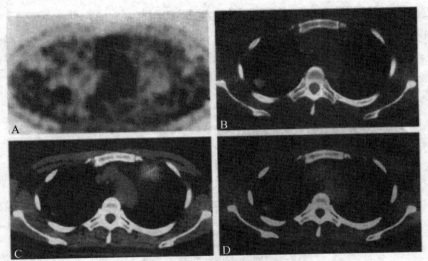

图 1-10　结核球

（5）结核性胸膜炎：包括结核性干性胸膜炎，结核性渗出性胸膜炎、结核性脓胸。

（6）其他肺外结核：按部位和脏器命名，如骨关节结核、肾结核、肠结核等。

（7）菌阴肺结核：菌阴肺结核为三次痰涂片及一次培养阴性的肺结核。

六、治疗

1. 肺结核化学治疗　化学治疗的主要作用在于迅速杀死病灶中大量繁殖的结核分枝杆菌，使患者由传染性转为非传染性，中断传播、防止耐药性产生，最终达到治愈的目的。

（1）化学治疗的原则：药物治疗原则是早期、联合、规律、适量、全程治疗。早期：是指一旦发现和确诊结核后均应立即给予化疗治疗，早期化疗有利于迅速发挥化疗药的杀菌作用，使病变吸收和减少传染性。联合：是根据病情及抗结核药的作用特点，联合使用两种以上的药物，以增强和确保疗效，同时通过交叉杀菌作用防止或减少耐药性的产生。适量：是指严格遵照适当的药物剂量用药。用药剂量过低不能达到有效的血药浓度，影响疗效，易产生耐药性；剂量过大易发生药物不良反应。规律：即患者严格按照化学治疗方案规定的用药方法，按时服药，未经医生同意不可随意停药或自行更改方案，以免产生耐药性。全程：指患者必须按照治疗方案，坚持完成规律疗程，是提高治愈率和减少复发率的重要措施。

（2）化学治疗方案

1）长程化疗：指总疗程 12～18 个月。强化阶段 2～3 个月，选择两种以上杀菌药加一种抑菌药；痰菌转阴或病灶吸收好转，则转入巩固治疗，一般 9～15 个月，选择 1～2 种杀菌药和 1 种抑菌药。

2）短程化疗：指总疗程 6～9 个月，联合应用两个以上高效抗结核药物。短程治疗具有使痰菌转阴快、药物不良反应少、效果与标准化疗相同、患者易坚持等优点而被逐渐推广。

3）常用药物及其不良反应（见表 1-4）

表 1-4　治疗肺结核常用药物及不良反应

药名	机制	不良反应
异烟肼(H,INH)	抑制结核菌 DNA 合成	肝毒性、末梢神经炎
利福平(R,RFP)	阻碍结核菌 mRNA 合成	肝损害、变态反应
链霉素(S,SM)	干扰结核菌酶的活性	听力障碍、眩晕、肾损害、口周麻木、过敏性皮疹等
吡嗪酰胺(Z,PZA)	杀灭吞噬细胞内结核菌	胃肠道不适、肝损害、高尿酸血症
乙胺丁醇(E,EMB)	抑菌剂	视神经炎
对氨基水杨酸钠(P,PAS)	影响结核菌代谢	胃肠道反应、变态反应、肝损害

2.对症治疗　咯血量少的患者嘱其卧床休息,中等量或大咯血患者咯血时应严格卧床休息,取患侧卧位,保证气道通畅,防止窒息,必要时遵医嘱使用止血药。

七、常见护理诊断/问题

1.知识缺乏　缺乏配合结核病药物治疗的知识。

2.营养失调(低于机体需要量)　与机体消耗增加、食欲减退有关。

3.体温过高　与结核分枝杆菌感染有关。

4.疲乏　与结核病毒性症状有关。

5.焦虑　与不了解疾病预后有关。

6.有孤独的危险　与呼吸道隔离有关。

7.潜在并发症　大咯血、窒息。

八、护理措施

1.基础护理

(1)活动与休息

1)早期中毒症状明显,需卧床休息,随体温恢复、症状减轻,可下床活动、参与户外活动及适度的体育锻炼。部分轻症患者可在坚持化疗下继续从事轻工作,以不引起疲劳或不适为宜。

2)肺结核患者症状明显,有咯血、高热等严重肺结核中毒症状,或结核性胸膜炎伴大量胸腔积液者,应卧床休息。

3)恢复期可适当增加户外活动,如散步、打太极拳、做保健操等,加强体育锻炼,充分调动人体内在的自身康复能力,增进机体免疫功能,提高机体的抗病能力。

4)轻症患者在坚持化学治疗的同时,可进行正常工作,但应避免劳累和重体力劳动,保证充足的睡眠和休息,做到劳逸结合。

5)痰涂阴性和经有效抗结核治疗 4 周以上的患者,没有传染性或只有极低的传染性,应鼓励患者过正常的家庭社会生活,有助于减轻肺结核患者的社会隔离感和因患病引起的焦虑情绪。

(2)保持环境的清洁与舒适:尽力改善患者的生活条件与居住环境,室内应定时通风,特别是晨起、午后、夜间睡觉前。有盗汗者应及时用温毛巾擦干汗液,勤换内衣,必要时每天更换床单,有条件者每天沐浴。注意个人卫生,严禁随地吐痰,不可面对他人打喷嚏,以防飞沫传播;在咳嗽或打喷嚏时,用双层纸巾遮住口鼻,纸巾焚烧处理。留置于容器中的痰液须经灭菌处理再弃去。接触痰液后用流动水清洗双手。餐具煮沸消毒或用消毒液浸泡消毒。患者外出时戴口罩。

（3）饮食护理：结核病是一种慢性消耗性疾病，加强营养很重要，需指导患者及家属采取良好的均衡饮食，多食肉类、蛋白、牛奶及水果等高蛋白质（100 g/d）、富含钙和维生素的饮食，有助于增强抵抗力，增进机体的修复能力。若有大量盗汗，应监测患者液体摄入量与排出量，给予足够的液体。患者应多食用高热量、高蛋白、维生素含量多的食物，如新鲜蔬菜、水果等，应忌食辛辣刺激食物，避免饮酒，因为这类食物易引起咳嗽、咳痰、咯血，使病情加重。咯血患者应进温凉流质、半流质饮食。

（4）消毒与隔离措施：肺结核菌具有很强的感染力，无论在家庭和医院都应单居一室，固定用品，消毒隔离方法如下：

1）餐具用后煮沸 5 min 再洗刷，剩饭剩菜煮沸 5 min 后倒掉，便器、痰具或其他用物可煮沸或用 0.1 ％过氧乙酸或用 84 消毒液浸泡 30～60 min 后清洗处理，被褥、书籍经常在阳光下暴晒，每次两小时，衣服、毛巾等消毒后再清洗。

2）患者痰液用 20 ％石灰水浸泡 4～6 h，或 5 ％来苏儿、0.1 ％过氧乙酸、84 消毒液等浸泡 30～60 min，消毒后倒入污水中。

3）室内用 15 W 紫外线灯每日照射两小时，亦可用 1 ％～2 ％过氧乙酸、84 消毒液等加入水中喷雾消毒，每日两次。

4）患者不可随地吐痰、咳嗽，打喷嚏时要用手帕捂住口、鼻，以防飞沫喷出。将痰吐在有盖容器中，1 ％含氯消毒剂加入等量痰液内混合浸泡 1 h 以上，方可弃去；痰吐在纸上焚烧。保持口腔清洁，尤其在夜间入睡前。

5）医护人员及家属护理肺结核患者应注意自我保护和定期健康查体，护理患者应戴口罩，消毒双手，定期查痰、拍胸片等。

2. 专科护理

（1）病情观察

1）注意患者的体温、脉搏、呼吸的变化。患者若发热、脉快、呼吸急促，说明病情加重，应及时通知医生，若在家中应及时到医院就诊。

2）对夜间盗汗者应保持床铺整洁、干燥，勤更换内衣，防止感冒及病情加重。

3）严密观察咯血患者，若患者出现喉部发痒、咳嗽、胸闷等，可能是咯血的先兆症状，应注意咯血量的多少及性质，是痰中带血还是咳鲜血。在这种情况下，要对患者做好心理护理，使患者保持镇静配合治疗，让患者头偏向一侧，防止大咯血造成窒息。

4）监测体重并记录。

（2）症状护理：对伴有咯血者应保持安静、患侧卧位、绝对卧床休息，床头安置负压吸引器。鼓励患者在咯血时轻咳将血排出，不可屏气，防止血液阻塞支气管。对情绪紧张、烦躁不安者消除紧张情绪。遵医嘱及时应用止血药，如垂体后叶素、酚磺乙胺等。咯血量大、速度快、心理高度紧张者应记录咳血量和观察生命体征，定时观察体温、脉搏、呼吸、血压以了解病情变化。给予氧气吸入，补充水、电解质，必要时输血。当大咯血突然中止，随之出现胸闷、呼吸急促、精神紧张、发绀、牙关禁闭、神志模糊等窒息的先兆征象时，应迅速将患者置于头低足高位，向患侧卧位行体位引流，清除口腔积血，轻拍患者后背刺激咳嗽。准备好抢救用品，如吸引器、抢救车、吸痰管、开口器、气管切开包等，必要时请医生行气管镜检查吸引、气管内止血或气管插管来保持通气。

3.用药护理 用药后患者症状很快消失,痰结核菌转阴,胸部 X 射线检查见病灶吸收好转。抗结核药物疗程长,易发生药物不良反应,常在治疗初 2 个月内发生,如过敏反应,出现皮疹、发热,重者可致剥脱性皮炎、急性肾衰竭。在联合用药时更易出现胃肠道反应及肝功能损害、不可逆转性听神经损害、视力障碍等。故用药前及用药过程中应定期检查肝功能及听力情况,一旦发现,及时停药,并与医生联系修订治疗方案。

4.心理护理 热情向患者介绍有关结核病的用药知识、预防隔离知识,让患者认识到结核病是一种可以治愈的慢性病,使之保持良好的心态,能积极配合治疗,遵守化疗方案,规则用药,坚持全程化疗。

5.健康教育

(1)疾病知识及预防指导:应对患者及家属进行结核病知识的宣传和教育。嘱患者戒烟戒酒;保证营养的补充;合理安排休息,避免劳累;避免情绪波动及呼吸道感染;住处应尽可能保持通风、干燥,有条件者可选择空气新鲜、气候温和处疗养。教会患者有关隔离的知识,养成不随地吐痰的良好卫生习惯,避免传染他人。患者不宜与儿童接触,尽量不到公共场所去,以免病菌扩散传染,影响他人健康。活动期间合理安排休息,居住环境注意空气流通,有条件尽可能与家人分室、分床就寝,若无条件可分头睡觉,有单独一套用物。加强营养摄入,坚持合理化饮食。保护易感人群:给未受过结核分枝杆菌感染的新生儿、儿童及青少年接种卡介苗,使机体产生对结核分枝杆菌的获得性免疫力。卡介苗不能预防感染,但可减轻感染后的发病与病情。对受结核分支杆菌感染易发病的高危人群,如 HIV 感染者、硅沉着者、糖尿病等,可应用预防性化学治疗。

(2)用药指导:向患者强调坚持规律、全程、合理用药的重要性,向患者讲解治疗方案及持续用药时间,家属随访胸部 X 线片、痰结核菌检查、肝肾功能检查。密切接触者行胸部 X 射线检查或 OT 试验,及早发现疾病,及早治疗。

第二章 消化系统疾病的护理

第一节 急性胃炎的护理

急性胃炎(acute gastritis)是由多种病因引起的急性胃黏膜炎症。临床上常急性发病,可有明显上腹部症状,内镜检查可见胃黏膜充血、水肿、出血、糜烂(可伴有浅表溃疡)等一过性的急性病变。这些病变不仅限于胃,也可同时累及食管和十二指肠黏膜。急性胃炎主要包括:①急性幽门螺杆菌感染(helicobacter pylori,Hp)引起的急性胃炎:健康志愿者吞服幽门螺杆菌后的临床表现、内镜下所见及胃黏膜活检病理组织学均显示急性胃炎的特征。但因为一过性的上腹部症状多不为患者注意,又极少需要做胃镜检查,所以临床上很难诊断幽门螺杆菌感染引起的急性胃炎,如不予治疗,幽门螺杆菌可以长期存在并发展为慢性胃炎;②除幽门螺杆菌之外的病原体感染及(或)其毒素对胃黏膜损害引起的急性胃炎:由于胃酸的强力抑菌作用,除幽门螺杆菌之外的细菌很难在胃内存活而发生胃黏膜感染,但在机体免疫力下降时,可发生各种细菌、病毒、真菌所引起的急性感染性胃炎;③急性糜烂出血性胃炎(acute ero-sive-hemorrhagic gastritis):是指由各种病因引起的、以胃黏膜多发性糜烂为特征的急性胃黏膜病变,常伴有胃黏膜出血,可伴有一过性浅溃疡形成。急性糜烂出血性胃炎临床最常见,需积极治疗,本节予以重点讨论。

一、病因与发病机制

引起急性糜烂出血性胃炎的病因有多种,常见的包括以下几种:

1.药物　常见的药物有非甾体类抗炎药(NSAID)如阿司匹林、吲哚美辛(消炎痛)和保泰松、肾上腺皮质激素、某些抗肿瘤药或抗生素、口服氯化钾或铁剂等。这些药物均可刺激胃黏膜上皮层引起直接损伤。其中 NSAID 可通过抑制环氧合酶的作用而抑制前列腺素的合成,削弱了前列腺素对黏膜的保护作用;某些抗肿瘤药物如氟尿嘧啶对胃肠道黏膜细胞产生明显的细胞毒作用。

2.急性应激　可由于严重创伤、大手术、大面积烧伤、颅内病变、严重脏器病变或多器官功能衰竭、败血症、休克等引起胃黏膜糜烂和出血,严重者可发生急性溃疡,如烧伤所致者称Curling 溃疡,中枢神经系统病变所致者称 Cushing 溃疡。虽然其发病机制尚未完全明确,但多数认为应激状态下机体的代偿功能不足以维持胃黏膜微循环的正常运行而造成黏膜缺血、缺氧,导致黏液和碳酸氢盐分泌减少、局部前列腺素合成不足和上皮再生能力减弱,由此引起黏膜屏障破坏和氢离子反弥散,pH 值下降,进一步损伤了黏膜和血管,引起糜烂和出血。

3.乙醇　具有亲脂性和溶脂性,高浓度乙醇可直接引起上皮细胞损伤和破坏,使胃腔内的氢离子反向弥散进入胃黏膜,导致黏膜水肿、糜烂和出血。

4.其他因素　胃切除术后尤其是 Billroth Ⅱ式术后,幽门括约肌功能不全可引起胆汁反流,胆汁和胰液中的胆盐、磷脂酶 A、溶血卵磷脂和其他胰酶可破坏胃黏膜屏障,发生多发性糜烂。H. pylori 感染引起急性 H. pylori 性胃炎。进食过量的咖啡、浓茶、红辣椒、芥末、胡椒、丁香等刺激性食品及粗糙或过热的食物,均会损伤胃黏膜。

二、病理

急性胃炎时发生黏膜破损,但不穿过黏膜肌层,黏膜下或黏膜内可见血液外渗但无黏膜上皮的破坏,常伴有黏膜水肿和出血。病变累及胃窦、胃体,或弥漫性分布于全胃。组织学可见在黏膜固有层有单核细胞和中性粒细胞浸润,其中以中性粒细胞为主,上皮细胞有不同程度的丧失,同时可见有血液渗入,腺体歪曲,渗出物中含有中性粒细胞和蛋白质样物质。

三、临床表现

1.症状　多数患者无明显临床症状或症状被原发疾病所掩盖。有症状者表现为上腹痛、饱胀不适、恶心、呕吐、反酸、嗳气、食欲减退等。急性糜烂出血性胃炎以上消化道出血为主要表现,一般出血量较少,呈间歇性,可自行停止,也可发生大出血以突然呕血和(或)黑便为首发症状。持续少量出血者可出现贫血,并可伴随上腹隐痛、烧灼痛、腹胀、恶心和呕吐等症状,大量出血者可引起昏厥或休克。在上消化道出血的病例中,因急性糜烂出血性胃炎所致者占10 ％～30 ％,仅次于消化性溃疡。

2.体征　患者可呈贫血面貌,脉搏加快,上腹部或脐周有轻压痛,有时有明显的上腹部胀气,肠鸣音亢进。

四、辅助检查

1.胃镜检查　一般应在出血后 24～48 h 内行急诊胃镜检查,对诊断急性糜烂出血性胃炎具有确诊价值。胃镜下可见多发性糜烂、浅表溃疡和出血灶为特征的急性胃黏膜病损(图2-1)。一般急性应激所致胃黏膜病损以胃体、胃底部为主,而 NSAID 或酒精所致则以胃窦部为主。

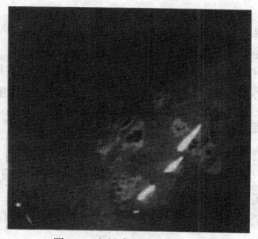

图 2-1　急性糜烂出血性胃炎

2.粪便检查　粪便隐血试验阳性。

五、诊断要点

有严重疾病状态、近期服用 NSAID 史或大量饮酒患者,如发生呕血和(或)黑便,则应考虑急性糜烂出血性胃炎的可能,确诊有赖于急诊胃镜检查。

六、治疗原则及要点

急性糜烂出血性胃炎应针对原发病和病因采取防治措施。对因急性应激状态引起的上述严重疾病患者,除积极治疗原发疾病外,还应常规给予抑制胃酸分泌的 H_2 受体拮抗剂(H_2RA)或质子泵抑制剂(PPI),或具有黏膜保护作用的硫糖铝作为预防措施;对服用 NSAID 的患者,如病情允许应停用 NSAID,如病情不允许可换用对黏膜损伤少的 NSAID,如塞来昔布。对停用 NSAID 的患者,可给予常规剂量常规疗程的 H_2RA 或 PPI 治疗,不能停用 NSAID 者,应选用 PPI 或米索前列醇治疗。对大出血者按上消化道出血原则处理。

七、护理评估

1.健康史 护士应收集患者是否存在严重创伤、大手术、大面积烧伤、颅内病变、严重脏器病变或多器官功能衰竭、败血症、休克等急性应激的情况。了解患者有无行 Billroth Ⅱ 式胃大部切除术、幽门括约肌功能不全、幽门螺杆菌感染史。详细询问患者的用药情况,是否长期服用 NSAID、肾上腺皮质激素、某些抗肿瘤药或抗生素、口服氯化钾或铁剂等药物,了解患者的饮食情况,是否常饮咖啡、浓茶,有无大量饮酒的嗜好;是否喜进食红辣椒、芥末、胡椒、丁香等刺激性调味品;饮食是否粗糙、过热等。

2.身体状况

(1)局部体征:有无贫血面貌,有无脉搏加快,有无上腹部或脐周轻压痛,有无上腹部胀气,有无肠鸣音亢进。

(2)全身状况:有无上腹痛、饱胀不适、恶心、呕吐、反酸、嗳气、食欲减退等,有无上消化道出血的症状。

3.辅助检查

(1)胃镜检查:有无急性胃黏膜病损。

(2)粪便检查:粪便隐血试验是否为阳性。

4.心理-社会状况 评估患者及其家属是否因出现剧烈呕吐、上腹痛、呕血、黑便等症状而有焦虑、恐惧、紧张等心理状态,评估患者及家属对疾病的认知程度。

八、护理诊断/问题

1.急性疼痛(上腹痛) 与急性胃黏膜炎症病变有关。

2.营养失调(低于机体需要量) 与摄入量减少、消化不良、少量持续出血有关。

3.焦虑 与上消化道出血和病情反复有关。

4.潜在并发症 上消化道出血。

九、护理目标

1.患者能描述引起疼痛的因素和应用缓解疼痛的方法。

2.患者能建立合理的饮食结构和习惯。

3.患者能缓解焦虑情绪。

4.并发症得到预防或被及时发现和处理。

十、护理措施

1.休息与活动 为患者提供安静、舒适的环境,以保证患者休息和睡眠。患者应卧床休息,减少活动,给予保暖,而伴大出血者则应绝对卧床休息,同时还要指导患者精神放松,保证身、心得以充分休息。

2.饮食护理 进食时应少量多餐(每日5~6餐)、定时、有规律。进餐时应细嚼慢咽,并避免辛辣刺激性食物(如胡椒、芥末、咖喱、丁香、红辣椒等)、含纤维较多的蔬菜、水果及粗糙、过热、生冷的食物,嗜酒者应戒酒。急性期如因呕吐、腹泻失水较多和少量出血者,可进食果汁、米汤、杏仁茶、藕粉等清淡流食,以中和胃酸,利于黏膜的修复;如因呕吐频繁或急性大出血者应禁食。病情缓解后逐渐过渡到少渣、低脂、温凉半流质饮食,如薄面片、细挂面、白粥、蛋花、蒸蛋羹、面包等。病情稳定后补充适量易消化的蛋白质食物,如瘦肉、鱼,要求烹饪方法以蒸、煮、烩等为主。

3.心理护理 护士要关心体贴患者,解释引起急性胃炎的病因、治疗方法、今后日常生活中应如何预防等知识,说明通过及时的治疗和护理可以获得满意的疗效,使患者消除紧张的情绪,积极配合治疗,以促进身体早日康复。

十一、健康指导

1.用药指导 护士应告知患者如何服用药物及药物常见的不良反应,在生活中慎用或勿用NSAID、肾上腺皮质激素、某些抗肿瘤药或抗生素、口服氯化钾或铁剂等损害胃黏膜的药物,鼓励患者使用甾体类抗炎药(如对乙酰氨基酚)。如必须使用NSAID的患者,可遵医嘱换用对胃黏膜损伤少的同类药物,如罗非昔布或塞来昔布,同时服用制酸剂。

2.疾病知识指导 ①向患者介绍急性胃炎的有关知识、并帮助患者寻找到使症状加重的因素;②养成规律的生活习惯,保持愉快的心情;③告知患者和家属应及时治疗本病及预防复发,防止发展为慢性胃炎。

3.饮食指导 应规律进食,并注意饮食卫生,避免油炸、过冷、过热、辛辣刺激性食物及咖啡、浓茶等饮料,戒除烟酒。

4.预后 如果病因能够去除,一般预后良好。个别因大量出血或反复出血而危及生命。

十二、护理评价

通过治疗与护理,患者是否:①上腹痛减轻或消失;②能遵从合理的饮食规定;③情绪稳定,焦虑程度减轻;④未发生并发症或并发症发生后被及时发现和处理。

第二节 慢性胃炎的护理

慢性胃炎(chronic gastritis)是由各种病因引起的胃黏膜慢性炎症。慢性胃炎的分类方法很多,目前我国采用国际上新悉尼系统(Update Sydney System)的分类方法,根据病理组织学改变和病变在胃的分布部位,结合可能病因,将慢性胃炎分成非萎缩性(以往称浅表性)、萎缩性和特殊类型三大类。慢性非萎缩性胃炎(non-atrophic gastritis)是指不伴有胃黏膜萎缩性改变、胃黏膜层见以淋巴细胞和浆细胞为主的慢性炎性细胞浸润的慢性胃炎。慢性萎缩性胃炎(atrophic gastritis)是指胃黏膜已发生了萎缩性改变的慢性胃炎,其可再分为多灶萎缩性(multifocal atrophic)胃炎和自身免疫性(autoimmune)胃炎两大类。特殊类型胃炎(special forms gastritis)种类很多,由不同病因所致,临床上较少见,如化学性胃炎、感染性胃炎、Ménétrier病等根据炎症分布的部位,可分为胃窦胃炎、胃体胃炎和全胃炎。Hp感染首先发生胃窦胃炎,然后向胃近端逐渐扩展为全胃炎;自身免疫引起的慢性胃炎主要为胃体胃炎。

本病是一种十分常见的疾病,发病率在各种胃病中位居首位,且男女间无差异,任何年龄均可发病,并随年龄的增长发病率逐渐升高(35～44岁28％,55～64岁45％,75岁81％)。自身免疫性胃炎在北欧多见,我国仅有少数报道。由Hp引起的慢性胃炎呈世界范围分布,一般Hp感染率发展中国家高于发达国家。我国属Hp高感染率国家,估计人群中感染率在40％～70％左右。流行病学研究显示经济落后、居住环境差和不良卫生习惯与Hp感染率呈正相关。目前人是唯一被确认的Hp传染源。一般认为Hp的主要传播途径是人与人之间密切接触的口口或粪口传播。

一、病因与发病机制

1. 幽门螺杆菌感染

(1)Hp感染是慢性胃炎最主要的病因,其证据如下:①80％～95％的慢性活动性胃炎患者的胃黏膜中可检出幽门螺杆菌;②Hp在胃内的分布与胃内炎症分布一致;③清除Hp后可使胃黏膜炎症消退;④在志愿者和动物模型中Hp可诱发慢性胃炎发生。

(2)Hp导致胃黏膜慢性炎症发生的机制是:①Hp具有鞭毛结构,能在胃内穿过黏液层移向胃黏膜,并依靠其自身分泌的黏附素与胃黏膜上皮细胞紧密接触,直接侵袭胃黏膜;②Hp释放尿素酶能分解尿素产生NH_3,中和胃酸,使细菌周围形成了中性环境,利于其在胃黏膜表面定居和繁殖,同时又损伤了上皮细胞;③Hp能分泌空泡毒素A(Vac A)等物质引起细胞损害,其细胞毒素相关基因(cag A)蛋白能引起炎症反应;④Hp的菌体胞壁可作为抗原诱导自身免疫反应。

2. 饮食和环境因素

长期的Hp感染(约5～25年)后,在部分患者中可出现胃黏膜萎缩和肠化生(intestinal metaplasia),即发展为慢性多灶萎缩性胃炎。但Hp菌感染者所致慢性多灶萎缩性胃炎的发生率存在很大的地区差异,如印度、非洲、东南亚等地人群幽门螺杆菌感染率与日本、韩国、哥伦比亚等国相当甚至更高,但前者胃黏膜萎缩和肠化生的发生率却远低于后者。我国地区间的比较也存在类似情况。这说明Hp感染后胃黏膜萎缩和肠化生的发生是Hp、宿主(遗传)和环境因素三者协同作用的结果。流行病学研究显示,饮食中高盐和缺乏新鲜蔬菜、水果与胃黏膜萎缩和肠化生的发生密切相关。

3. 自身免疫

以胃体萎缩为主的慢性胃炎发生在自身免疫的基础上,又称为自身免疫性胃炎。我国有少数病例报道,而北欧多见。在患者血液中存在自身抗体:壁细胞抗体(parietal cell antibody,PCA)和内因子抗体(intrinsic factor antibody,IFA)。两者使壁细胞总数减少致胃酸分泌减少或丧失,而内因子分泌丧失可引起维生素B_{12}吸收不良,从而导致恶性贫血;本病可伴有其他自身免疫病如桥本甲状腺炎、白癜风等。上述表现提示本病属自身免疫病。

4. 其他因素

当幽门括约肌功能不全时,胆汁、胰液和肠液反流入胃,削弱了胃黏膜屏障功能,使胃黏膜受到消化液作用,产生炎症、糜烂、出血等变化。吸烟可影响幽门括约肌功能,引起反流。其他外源性因素,如酗酒、高盐饮食、长期服用NSAID等药物、摄食粗糙或刺激性食物等均可反复损伤胃黏膜,导致炎症持续不愈。肝硬化门静脉高压症、慢性右心衰竭、高血压、动脉硬化、糖尿病、肾功不全、尿毒症等可引起胃黏膜淤血缺氧。理论上这些因素可各自或与幽门螺杆菌感染协同作用而引起或加重胃黏膜慢性炎症,但尚缺乏系统研究的证据。

二、病理

慢性胃炎的过程是胃黏膜损伤与修复的一种慢性过程,主要的组织病理学特征是炎症、萎缩和肠化生。炎症则表现为黏膜层以淋巴细胞和浆细胞为主的慢性炎症细胞浸润,H. pylori 引起的慢性胃炎常见淋巴滤泡形成。当见有中性粒细胞浸润时显示有活动性炎症,称为慢性活动性胃炎,多提示存在 H. pylori 感染。慢性炎症过程中出现胃黏膜萎缩,主要表现为胃黏膜固有腺体(幽门腺或泌酸腺)数量减少甚至消失,组织学上有两种萎缩类型:①非化生性萎缩:胃黏膜固有腺体被纤维组织或纤维肌性组织代替或炎症细胞浸润引起固有腺体数量减少;②化生性萎缩:胃黏膜固有腺体被肠化生或幽门腺化生所替代。萎缩常伴有肠化生,表现为胃固有腺体为肠腺样腺体所代替(根据肠化生细胞黏液性质和有无潘氏细胞及出现的酶种类,可将肠化生分成小肠型和大肠型;完全型和不完全型)。当慢性胃炎进一步发展,胃上皮或化生的肠上皮在再生过程中发生发育异常,形成异型增生,表现为腺体结构的紊乱和细胞异型性,异型增生是胃癌的癌前病变。因大多数慢性胃炎由 Hp 感染引起,所以病理组织学检查多可发现幽门螺杆菌,其主要见于黏液层和胃黏膜上皮表面以及小凹间。

不同类型的胃炎上述病理改变在胃内的分布不同。Hp 引起的慢性胃炎,炎症呈弥漫性分布,但以胃窦为重;多灶萎缩性胃炎,萎缩和肠化生则呈多灶性分布,多起始于胃角小弯侧,逐渐波及到胃窦,继而胃体,灶性病变也逐渐融合;而自身免疫性胃炎,萎缩和肠化生则主要局限在胃体。

为区分慢性胃炎的类型并了解其严重程度,要求判明病变所累及的部位,并对主要的形态学变化(幽门螺杆菌、炎症、活动性、萎缩和肠化生)按无、轻度、中度、重度分级。有异型增生时需注明,按轻度和重度分级。

三、临床表现

1. 症状　慢性胃炎病程迁延,病情反复,约 70 ％～80 ％的患者可无任何症状。有症状者表现为消化不良的症状,如上腹痛(呈持续性胀痛、钝痛或烧灼痛)、饱胀、嗳气、反酸、恶心、食欲不振等症状。一般情况下这些症状无明显节律性,多数进食后较重,空腹时较舒适,并且这些症状的有无和严重程度与慢性胃炎的内镜所见及组织病理学分级并无明显相关性。胃黏膜糜烂者可有上消化道出血,而长期少量出血者可引起缺铁性贫血,恶性贫血时可除贫血外还可伴有维生素 B_{12} 缺乏的其他临床表现(如疲软、舌炎、轻微黄疸和周围神经病变)。

2. 体征　体征多不明显,有时可有上腹部轻压痛。

四、辅助检查

1. 胃镜和胃黏膜活组织检查　是诊断慢性胃炎的最可靠方法。内镜下非萎缩性胃炎可见红斑(点、片状或条状)、黏膜粗糙不平、出血点/斑、黏膜水肿、渗出等基本表现。内镜下萎缩性胃炎可见有两种类型,即单纯萎缩性胃炎和萎缩性胃炎伴增生,前者表现为黏膜红白相间/白相为主、血管显露、色泽灰暗、皱襞变平甚至消失(图 2-2);后者表现为黏膜呈颗粒状或结节状胃黏膜活组织的病理学检查所见已如上所述。但由于内镜所见与活组织检查的病理表现不尽一致，因此应两者结合进行诊断，在充分活检的基础上以组织病理学诊断为准。活检取材时如用于临床诊断建议取 3 块（胃窦大小弯各 1 块和体小弯 1 块）；如用于科研时按新悉尼系统要求 5 块（胃窦、体大小弯各 1 块和胃角小弯 1 块）。

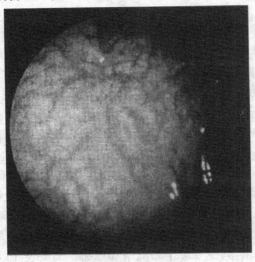

图 2-2　慢性萎缩性胃炎

2. 幽门螺杆菌检测　　分为侵入性和非侵入性方法，可检测出幽门螺杆菌。

3. 自身免疫性胃炎的相关检查　　应检测 PCA 和 IFA，如为自身免疫性胃炎 PCA 多呈阳性，伴有恶性贫血时 IFA 多呈阳性。血清维生素 B_{12} 浓度测定和维生素 B_{12} 吸收试验有助于恶性贫血诊断。

4. 血清胃泌素 G17、胃蛋白酶原 Ⅰ 和 Ⅱ 测定　　有助于判断萎缩是否存在及其分布部位和程度，近年来国内已开始在临床试用。胃体萎缩者血清胃泌素 G17 水平显著升高、胃蛋白酶原 Ⅰ 和（或）胃蛋白酶原 Ⅰ/Ⅱ 比值下降；胃窦萎缩者血清胃泌素 G17 水平下降、胃蛋白酶原 Ⅰ 和胃蛋白酶原 Ⅰ/Ⅱ 比值正常；全胃萎缩者则两者均低。

五、诊断要点

确诊必须依靠胃镜检查和胃黏膜活组织病理学检查。幽门螺杆菌检测有助于病因诊断，怀疑自身免疫性胃炎应检测相关自身抗体及血清胃泌素。

六、治疗原则及要点

消除和避免引起胃炎的有害因素，根除幽门螺杆菌，给予胃黏膜保护药和对症治疗。

1. 根除 Hp 感染　　对因 Hp 引起的慢性胃炎患者，是否应常规根除 Hp 尚缺乏统一意见。根除 Hp 后不少患者的消化不良症状改善并不明显，但可改善胃黏膜组织学、预防消化性溃疡并可能降低胃癌发生的危险性。在 2006 年中国慢性胃炎达成共识，建议根除 Hp 特别适用于：①有消化不良症状者；②伴有胃黏膜糜烂、萎缩及肠化生、异型增生者；③有胃癌家族史者。研究证明，根除 Hp 应选择以质子泵抑制剂或胶体铋剂为基础，加上两种抗生素的三联治疗方案有较高的根除率。

2. 对症治疗　有消化不良症状者可给予对症治疗,以上腹痛、上腹灼热感、反酸为主要症状的患者可选择 H_2 受体拮抗剂或质子泵抑制剂;以餐后饱胀、早饱、恶心呕吐、胆汁反流为主要症状的患者可选择胃动力药,如多潘立酮(每次 10 mg、每日 3 次)、依托必利(每次 50 mg、每日 3 次)或莫沙必利(每次 5 mg、每日 3 次)均可选用,而甲氧氯普胺因长期服用不良反应大,现已少用;有胃黏膜糜烂、出血或症状明显者可选用胃黏膜保护剂,如硫糖铝、胶体铋、米索前列醇等。

3. 自身免疫性胃炎的治疗　目前尚无特异治疗,有恶性贫血者可肌注维生素 B_2 以纠正贫血。

4. 异型增生的治疗　异型增生者应予高度重视,除给予上述积极治疗外,关键应定期随访。对重度异型增生者应给予预防性手术,目前多采用内镜下胃黏膜切除术。

七、护理评估

1. 健康史　护士应收集患者药物使用情况,是否长期大量服用 NSAID,是否服用抗高血压药、铁剂、糖皮质激素等药物。了解患者的饮食情况,是否长期摄食粗糙、过冷、过热和刺激性的食物;是否长期饮用咖啡、浓茶和烈酒,是否吸烟。询问患者曾患过哪些疾病,如肝硬化门静脉高压症、慢性右心衰竭、高血压、动脉硬化、糖尿病、肾功不全、尿毒症等,了解患者家族中有无患有慢性胃炎同类疾病。

2. 身体状况

(1)腹部体征:有无上腹部轻压痛。

(2)全身状况:护士需要评估患者腹痛的部位、性质和程度;观察呕吐物和粪便的颜色、量、次数和性状;观察患者有无食欲不振、反酸、嗳气、腹胀等消化不良的症状;自身免疫性胃炎的患者应观察有无贫血及其程度、体重下降等情况,监测血红蛋白和血清白蛋白的变化;急性胃出血者应观察生命体征、温度、尿量、皮肤弹性等。

3. 辅助检查

(1)胃镜和胃黏膜活组织检查:有无非萎缩性胃炎与萎缩性胃炎的镜下表现,胃黏膜活组织检查有无炎症、萎缩和肠化生。

(2)幽门螺杆菌检测:是否为阳性。

(3)自身免疫性胃炎的相关检查:PCA 和 IFA 是否为阳性。

(4)血清胃泌素 G17、胃蛋白酶原Ⅰ和Ⅱ测定:血清胃泌素 G17 水平是否升高或下降、胃蛋白酶原Ⅰ和(或)胃蛋白酶原Ⅰ/Ⅱ比值是否正常或下降。

4. 心理-社会状况　护士需要评估患者心理状态,有无长期精神紧张、抑郁、情绪波动等状况发生。

八、护理诊断/问题

1. 慢性疼痛(腹痛)　与胃黏膜的炎性病变有关。

2. 营养失调(低于机体需要量)　与胃酸分泌减少、摄入量减少、消化不良、呕吐等有关。

3. 焦虑　与病程迁延、病情反复及担心癌变有关。

九、护理目标

1. 患者能描述引起疼痛的因素及缓解方法。

2. 患者能建立合理的饮食结构和习惯。

3. 患者能减轻焦虑程度。

十、护理措施

1. **休息与活动**　慢性胃炎急性发作时应卧床休息,并注意腹部保暖,以缓解腹部不适。恢复期应注意劳逸结合,生活规律,合理安排生活、工作与学习的时间,保证充足的睡眠,避免精神紧张和过度劳累。

2. **饮食护理**　合理饮食对于慢性胃炎的治疗与康复有着非常重要的意义。护士应指导患者避免进食各种刺激性的食物,如芥末、生蒜、浓咖啡、浓茶、烈酒等;同时避免过冷、过酸、过辣、过硬、过咸、过甜和过粗糙的食物,并少用油炸、油煎等烹调方法,食物应清淡软烂;鼓励患者少量多餐,定时定量和细嚼慢咽,以减轻胃的负担;选择高热量、高蛋白、高维生素丰富的饮食,如豆腐、胡萝卜、牛奶和发酵的食品;贫血者应食用含铁丰富的动物内脏、鸡蛋、瘦肉等;高胃酸者禁用浓肉汤和肉汁,避免酸性、多脂肪食物;胃酸过少者可给予浓肉汤和肉汁,或进食酸性食物如山楂、醋等。

3. **药物治疗的护理**　护士要指导患者正确使用药物,其中胃动力药应餐前半小时服用,抗 Hp 药物应餐后服用。

4. **心理护理**　护士应积极和患者沟通,解除各种顾虑以帮助患者树立信心,稳定情绪。向患者说明慢性胃炎经积极治疗预后是良好的,即使中度以上不典型增生发生恶变者,及时进行手术和综合治疗也可取得满意的疗效。关心患者,患者腹部不适时指导其做深呼吸、听音乐、热水袋热敷等方法来缓解疼痛,减轻焦虑。

十一、健康指导

1. **用药指导**　护士向患者及家属介绍所服药物的作用、剂量、疗程及常见的不良反应等,指导患者遵医嘱按时服药,不能随便停药或减量。慎用或勿用 NSAID 等损害胃黏膜的药物。

2. **疾病知识指导**

(1)介绍本病的发生原因和预后,避免诱发因素。

(2)注意劳逸结合,保持心情愉快,避免过劳及餐后从事重体力活动。

(3)鼓励患者戒除烟酒。

(4)建立合理的饮食习惯和结构,如避免进食各种刺激性的食物和过冷、过酸、过辣、过硬、过咸、过甜及过分粗糙的食物,定时定量和细嚼慢咽等。

3. **预后**　H. pylori 感染后自发清除少见,因此慢性胃炎可持续存在,但多数患者并无症状。少部分慢性非萎缩性胃炎可发展为慢性多灶萎缩性胃炎,后者发生胃癌的危险明显高于普通人群。由 H. pylori 感染引起的胃炎约 15 %～20 %会发生消化性溃疡,偶见发生胃黏膜相关淋巴组织淋巴瘤。

十二、护理评价

通过治疗与护理,患者是否:①能说出引起疼痛的原因,能正确服药,疼痛缓解或消失;②能选择适宜的食物,规律饮食;③情绪稳定,积极配合治疗。

第三节 消化性溃疡的护理

消化性溃疡(peptic ulcer)主要指发生在胃和十二指肠的慢性溃疡,即胃溃疡(gastric ulcer,GU)和十二指肠溃疡(duodenal ulcer,DU)。由于溃疡的形成与胃酸/胃蛋白酶的消化作用有关,因此而得名。溃疡不同于糜烂,其黏膜缺损超过黏膜肌层。本病是全球性常见病,据估计全世界约有 10 %的人口一生中患过此病。在临床上 DU 较 GU 多见,两者之比约为 3∶1。DU 多见于青壮年,GU 则多见于中老年。男性患病较女性多,且本病好发于秋冬和冬春之交。

一、病因与发病机制

1.病因 近年来研究表明,消化性溃疡是由多因素所引起,其中幽门螺杆菌(helicobacter pylori,Hp)感染和非甾体类抗炎药(non-steroidal anti-inflammatory drug,NSAID)是最主要的病因。

(1)幽门螺杆菌:Hp 是寄生于人类胃中很长历史的细菌,100 多年前,西方学者在一些胃病和胃癌患者的胃中就发现了这种细菌,但不能确定这种细菌与胃病的关系。直到 20 世纪80 年代初才由澳大利亚医生 Warren 和 Marshall 研究并明确认定为 Hp 与消化性溃疡的发病密切相关。其证据为:①幽门螺杆菌检出率显示消化性溃疡患者明显高于对照组的普通人群,其中 DU 患者的幽门螺杆菌检出率约为 90 %,而 GU 约为 70 %～80 %;②对消化性溃疡患者采用根除幽门螺杆菌治疗后,溃疡复发率明显下降。Hp 的感染和溃疡之间存在明显因果关系,但目前的知识还不能解释为什么感染 Hp 的人群中仅 15 %左右的人发展为溃疡,一般认为这与幽门螺杆菌、宿主和环境因素三者相互作用的结果不同所致。

Hp 导致消化性溃疡的机制尚未阐明,主要有如下:四种学说:①"漏屋顶学说":Hp 感染引起的胃黏膜炎症削弱了胃黏膜的屏障功能,胃酸对受损的胃黏膜有侵蚀作用。Goodwin 将具有炎症的胃黏膜比喻为"漏雨的屋顶",即无胃酸就无溃疡。所以只有通过修复黏膜,即修好屋顶才能防雨,以达到消化性溃疡治愈的目的;②幽门螺杆菌-促胃液素-胃酸学说:Hp 通过直接或间接作用于胃黏膜的 G 细胞、D 细胞以及壁细胞,致胃酸分泌增加,使十二指肠的酸负荷增加;③十二指肠胃上皮化生学说:十二指肠对酸负荷的一种代偿反应是发生十二指肠胃上皮化生,而 Hp 则定植在胃上皮化生处,Hp 释放的毒素及其激发的免疫反应,导致十二指肠黏膜炎症,最终发展为溃疡;④介质冲洗学说:Hp 感染导致多种炎性介质的释放,这些介质在胃排空时冲至十二指肠而导致十二指肠黏膜损伤,最终致十二指肠溃疡发生。

(2)非甾体类抗炎药(NSAID):是引起消化性溃疡的常见病因。NSAID 除可直接损伤胃、十二指肠黏膜屏障外,还可通过抑制前列腺素的合成,削弱后者对黏膜的保护作用。此外NSAID 亦可抑制胃黏液的合成和胃十二指肠黏膜碳酸氢盐的分泌,增加胃酸分泌,从而削弱黏膜-碳酸氢盐屏障。同时 NSAID 还可减少胃和十二指肠黏膜血液,抑制溃疡边缘细胞增生,从而阻碍黏膜修复与溃疡愈合。

(3)胃酸和胃蛋白酶(pepsin):胃液的主要成分是胃酸和胃蛋白酶原,溃疡的最终形成是由于胃酸/胃蛋白酶对黏膜的自身消化所致,而胃酸又起主要作用。胃酸由壁细胞分泌,而胃蛋白酶原由主细胞分泌。胃蛋白酶原经胃酸中的氢离子等激活后,转变为有活性的胃蛋白酶,能降解蛋白质分子,也能同时分解胃黏膜自身的蛋白质,所以胃蛋白酶对黏膜有侵袭作用。当胃内的 pH 达 4 以上时,胃蛋白酶则失去活性。经临床证实,在无酸情况下罕有溃疡发生,而且应用抑酸分泌药物后能促进溃疡愈合,因此胃酸是溃疡发生的决定因素。

(4)其他因素:①遗传因素:研究发现,十二指肠溃疡与 O 型血之间存在明显的联系,O 型血者十二指肠溃疡的发病率比其他血型者高 30 %～40 %,这是与 Hp 在 O 型血人的胃上皮细胞的附着能力提高有关。而家族中有患消化性溃疡倾向者,其亲属患病的机会比没有家族倾向者高三倍;②吸烟:研究证明吸烟的人群中,消化性溃疡的发病率明显高于不吸烟者,这可能与吸烟增加胃酸分泌、减少十二指肠碳酸氢盐分泌、降低幽门括约肌张力、黏膜损害性氧自由基增加等因素有关;③胃十二指肠运动异常:部分 GU 患者表现为胃排空延缓,一方面引起十二指肠液反流入胃而损伤胃黏膜,另一方面可刺激胃窦黏膜 G 细胞分泌促胃液素而增加胃酸分泌;部分 DU 患者胃排空增快,致十二指肠酸负荷增加,使黏膜易受损伤;④应激和精神因素:空袭、火灾、离婚、丧偶、战争等因素所造成的心理影响,可引起应激性溃疡或促发消化性溃疡急性穿孔。长期过度精神紧张、焦虑、抑郁或情绪易波动的人可引起大脑皮质功能紊乱,导致迷走神经异常兴奋和肾上腺皮质激素分泌增加,使胃酸和胃蛋白酶分泌增加,促使溃疡形成;⑤饮食失调:粗糙的食物可引起胃黏膜的物理性损伤,过酸和辛辣刺激性的食物可引起黏膜的化学性损伤;饮料、烈酒和咖啡可促进胃酸分泌;饮食习惯没有规律会破坏胃酸的分泌规律上述因素可能和消化性溃疡的发生和复发有关。

2.发病机制 消化性溃疡的发生机制相当复杂,通常认为其发生是由于侵袭因素和防御因素之间的平衡失调所致。侵袭因素包括胃酸和胃蛋白酶的消化作用、Hp 感染、NSAID、胆盐、胰酶和乙醇等,其中 Hp 感染和 NSAID 摄入是消化性溃疡最主要的病因。防御/修复因素包括黏液/碳酸氢盐屏障、黏膜屏障、黏膜血流量、磷脂、细胞更新、前列腺素和表皮生长因子等。一般而言,胃、十二指肠黏膜的防御-修复机制,完全可以抵抗这些侵袭因素的损害作用,维持黏膜的完整性。只有当侵袭因素增强和(或)防御/修复因素削弱时,才可能出现溃疡。GU 着重于防御/修复因素的削弱,而 DU 侧重于侵袭因素的增强。

二、病理

胃溃疡多发生于胃小弯和胃角处,胃大部分切除术后发生的吻合口溃疡多见于空肠侧。十二指肠溃疡多见于球部,前后壁比较常见。消化性溃疡绝大多数为单发,少数可 2～3 个溃疡并存。DU 直径一般<1 cm,GU 直径一般<2.5 cm,但也可见到直径 2.5～4 cm 的巨大溃疡。溃疡呈圆形或椭圆形,溃疡浅者仅累及黏膜肌层,深者可达浆膜层,如穿破浆膜层可致穿孔,血管破溃可引起出血。溃疡边缘常有增厚而充血水肿,基底光滑、清洁,表面覆盖有灰白成灰黄色的纤维渗出物。当溃疡愈合时,周围黏膜炎症、水肿消退,边缘的上皮细胞增生覆盖在溃疡面上,其下的肉芽组织纤维化转变为瘢痕,使周围的黏膜皱襞向其集中。

三、临床表现

消化性溃疡患者具有慢性过程反复发作(可达几年或十几年)、周期性发作(发作期与缓解期交替)和节律性上腹痛的特点。且其发作多在秋冬和冬春之交,并与不良的精神刺激、情绪波动、饮食失调等有一定相关性。

1.症状

(1)腹痛:上腹部疼痛是此病最为主要的症状,可为钝痛、胀痛、灼痛(burning pain)甚至剧痛,也可仅为饥饿样不适感。多数患者疼痛的发生和缓解与进食有一定的关系,呈现节律性。DU疼痛多在餐前或夜间出现,持续至服药后或进餐时才缓解,即疼痛-进餐-缓解,所以又称"空腹痛"。同时约有半数患者于午夜出现疼痛,称"午夜痛"。GU疼痛多在餐后0.5～1 h出现,持续至下次进餐前消失,即进餐-疼痛-缓解,也可发生午夜痛,但不如DU多见。DU疼痛部位在上腹正中或稍偏右,疼痛可向背部放射。GU疼痛部位在剑突下正中或稍偏左。部分患者无上述典型症状,仅表现为无规律性的上腹隐痛不适,也可因并发症发生疼痛性质及节律性的改变。

(2)其他:本病尚有反酸、嗳气、恶心、呕吐、食欲减退、唾液分泌增多等胃肠道症状,也可有失眠、多汗、脉缓等自主神经功能失调的表现。

2.体征 活动期可有上腹部压痛,压痛点比较固定和局限,伴或不伴局部肌紧张,程度较轻。缓解期则无明显体征。如有反跳痛和肌紧张等则提示溃疡穿孔伴有周围组织炎症反应。

3.特殊类型的消化性溃疡

(1)幽门管溃疡:上腹痛无明显节律性且其疼痛症状较重,多于餐后立即出现,不易被制酸药物所控制,患者常发生呕吐,较易发生幽门梗阻、出血和穿孔等并发症。

(2)球后溃疡:溃疡发生在十二指肠球部以下,多位于十二指肠乳头近端的后壁,具有DU的临床特点,但症状较重,且其夜间痛和背部放射痛较多见。易并发大量出血,内科治疗效果差。

(3)巨大溃疡:指溃疡直径大于2.5 cm,可发生在胃或十二指肠。疼痛节律不明显,制酸药不能完全缓解。易发生出血或穿孔。胃部巨大溃疡多数属恶性。

(4)无症状性溃疡:约15 %的消化性溃疡患者无任何症状,可见于任何年龄,尤以老年人多见。因其他疾病作X射线钡餐或胃镜检查时偶然被发现,或当发生出血或穿孔等并发症时,甚至于尸体解剖时才被发现。

(5)复合性溃疡:是指胃和十二指肠同时存在溃疡,多数是DU发生在先,GU在后。此病约占消化性溃疡的70 %,且多见于男性。无特异性临床症状,但幽门梗阻发生率较单独的GU或DU高。病情较顽固,并发症发生率较高。

(6)应激性溃疡:是指在严重烧伤、颅脑外伤、脑肿瘤、颅内神经外科手术、中枢神经系统疾病、严重外伤及大手术、严重的急性或慢性内科疾病(如脓毒病、肺功能不全)等应激情况下在胃和十二指肠产生的急性溃疡。

(7)老年人消化性溃疡:临床表现常无任何症状或症状不明显,溃疡多较大,疼痛且多无规律,患者食欲不振、恶心、呕吐、消瘦、贫血等症状比较突出,需与胃癌作鉴别。

四、辅助检查

1.胃镜和胃黏膜活组织检查 是确诊消化性溃疡首选的检查手段。胃镜下不仅可直接观察胃和十二指肠溃疡的部位、形态、大小和数目,还可在直视下取活组织作病理和幽门螺杆菌检测。对消化性溃疡的诊断和良、恶性溃疡的鉴别诊断,胃镜的准确性要高于钡餐检查。胃镜下溃疡多呈圆形、椭圆形或线形,边缘光滑,底部平整并覆有白色或灰黄色渗出物,周围黏膜充血水肿,有时可见到皱襞向溃疡集中(图 2-3)。如有溃疡出血可在胃镜下止血治疗。

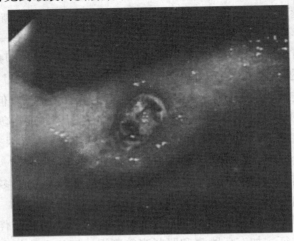

图 2-3　胃溃疡

2.X射线钡餐检查　适用于对胃镜检查有禁忌或不愿接受胃镜检查的患者。X射线直接征象是显示一周围光滑、整齐的龛影,对诊断溃疡有确诊价值。

3.幽门螺杆菌检测　分为侵入性(如快速尿素酶试验、组织学检查和幽门螺杆菌培养)和非侵入性(如 ^{13}C 或 ^{14}C 尿素呼气试验、血清学检验、粪便 Hp 抗原检测等)检查检测出 Hp,其中快速尿素酶试验是侵入性检查中诊断 Hp 感染的首选方法,而 ^{13}C 或 ^{14}C 尿素呼气试验检测 Hp 感染的敏感性和特异性均较高,可作为根除 Hp 治疗后复查的首选方法。

4.粪便隐血试验　活动期消化性溃疡常有少量的渗血,粪便隐血试验呈阳性,经治疗 1～2 周内可转阴。如果 GU 患者粪便隐血试验持续阳性,应怀疑有癌变的可能。

五、诊断与鉴别诊断

1.诊断　患者有慢性病程、周期性发作的节律性上腹疼痛,且上腹痛可因进食或抗酸药所缓解的临床表现是诊断消化性溃疡的重要临床线索。但应注意,有典型溃疡样上腹痛症状者不一定是消化性溃疡,而部分消化性溃疡患者症状可不典型甚至无症状,因此作出可靠诊断不能单纯依靠病史,而有赖于胃镜检查,X射线钡餐检查发现龛影亦有确诊价值。

2.鉴别诊断　因本病主要症状为慢性上腹痛,如仅有病史和体检资料时,需要与其他有上腹痛症状的疾病如肝、胆、胰、肠疾病和胃的其他疾病相鉴别。如作胃镜检查,可确定有无消化性溃疡的存在,如见消化性溃疡,应注意与引起消化性溃疡的少见特殊病因或以溃疡为主要症状的胃十二指肠肿瘤相鉴别。

六、治疗原则及要点

治疗原则为消除病因、愈合溃疡、控制症状、防止复发和避免并发症。消化性溃疡如没有并发症,绝大多数无需进行手术治疗,因手术后有时出现术后并发症和后遗症,所以应采取谨慎态度。外科治疗仅限于上消化道大出血、溃疡穿孔和瘢痕性幽门梗阻等并发症患者。

1.非手术治疗

(1)抑制胃酸分泌的药物:抑酸的目的是缓解疼痛症状,促进溃疡愈合。

1)质子泵抑制剂(PPI):可使胃酸壁细胞泌酸小管中的 H^+-K^+-ATP 酶失去活性,阻滞壁细胞内的 H^+ 转移至胃腔而抑制胃酸分泌,PPI 已成为消化性溃疡等胃酸相关性疾病的首选药物,其疗效高于 H_2 受体拮抗剂,并且其抑酸作用可持续 18~24 h 以上,能抑制 24 h 胃酸分泌的 90 %,通常要求治疗消化性溃疡需使胃内 pH>3 的时间达每日 18 h 以上。PPI 在肝脏代谢失活后由肾脏排出体外,研究显示肝肾功能受损通常不影响其代谢过程,是比较安全的药物。常用药物及剂量为奥美拉唑每日 20 mg、兰索拉唑每日 30 mg、泮托拉唑每日 40 mg、雷贝拉唑每日 10 mg 和埃索美拉唑每日 20 mg。治疗 GU 疗程一般为 4~6 周,治疗 DU 疗程为 2~4 周。其中雷贝拉唑和埃索美拉唑缓解症状的速度一般只需 1~2 日,优于其他 3 种制剂。PPI 与抗生素的协同作用较 H_2 受体拮抗剂好,因此可作为根除 Hp 治疗方案中的基础药物。

2)H_2 受体拮抗剂(H_2RA):通过选择性竞争结合 H_2 受体,使壁细胞分泌胃酸减少。常用的药物有:第 1 代西咪替丁(cimetidine)每日 800 mg,第 2 代雷尼替丁(ranitidine)每日 300 mg,第 3 代法莫替丁(famotidine)每日 40 mg,三者的 1 日量可分为 2 次口服或睡前顿服。新一代产品较前一代产品药效更强,不良反应更少。如法莫替丁作用最强,药效相当于西咪替丁的 20~50 倍,而雷尼替丁的药效相当于西咪替丁的 4~10 倍。有研究显示,一日量夜间一次性给予,可有效抑制消化性溃疡患者夜间酸的分泌,现多主张每晚睡前一次性服用。

3)抗酸药(antacids):为弱碱性药物,与胃酸作用形成盐和水,达到中和胃酸,缓解疼痛症状的目的。由于其不良反应较大和新的有效药物的产生,已较少使用。目前不溶性的抗酸剂如胶体铝镁合剂(氢氧化铝和镁乳合剂)仍被应用,每次 15~30 mL,3 次/日。

(2)胃黏膜保护剂:主要作用机制是增强胃黏膜-黏液屏障、增加碳酸氢盐分泌、增加黏膜血流、促进细胞更新、提高前列腺素(prostaglandins)和表皮生长因子等细胞因子的合成。常用的药物有硫糖铝 1 g,4 次/d;胶体次枸橼酸铋(CBS)120 mg,4 次/d;麦滋林-S 为 0.67 g,3 次/d;米索前列醇 200 μg,4 次/d。

(3)根除幽门螺杆菌治疗:针对 Hp 阳性的消化性溃疡,无论是初发或复发,无论活动或静止,无论有无并发症史,均应接受 Hp 的根除治疗。目前推荐以 PPI 或铋剂为基础加上两种抗生素的联疗法作为一线方案(表 2-1),常用抗生素为克拉霉素、阿莫西林、甲硝唑、四环素、呋喃唑酮等。对首次根除失败者可选择 PPI 加铋剂并同时加用两种抗生素的四联疗法作为二线或补救方案,这时应选择较为少用的抗生素如四环素、呋喃唑酮、庆大霉素等。如反复根除治疗失败,可对菌株进行培养和药物敏感试验来选择抗生素。

表 2-1　根除 H. pylori 的三联疗法方案

PPI 或胶体铋剂		抗菌药物	
奥美拉唑	40 mg/d	克拉霉素	500~1000 mg/d
兰索拉唑	60 mg/d	阿莫西林	1000~2000 mg/d
胶体次枸橼酸铋	480 mg/d	甲硝唑	800 mg/d
选择一种		选择两种	
上述剂量分 2 次服,疗程 7 d			

注:目前国内多采用 7 d 疗程,但国外有报道 10 d 疗程疗效优于 7 d,14 d 又优于 10 d

2.手术治疗

一般手术治疗的适应证为：①急性穿孔；②大出血经内科紧急处理无效；③瘢痕性幽门梗阻；④胃溃疡疑有癌变；⑤经内科治疗无效的顽固性溃疡。手术类型包括：①胃大部切除术；②迷走神经切断术；③幽门成形术；④全胃切除术。其中胃大部切除术和迷走神经切断术是我国常用的方法。

（1）胃大部切除术（partial gastrectomy）：是首选术式，切除的范围是胃远侧 2/3～3/4，包括胃体大部、胃窦部、幽门和十二指肠球部的近胃部分。其治疗溃疡的原理是：①切除了胃窦部，减少了由胃泌素引起的胃酸分泌；②切除了大部分胃体，使分泌胃酸和胃蛋白酶的壁细胞和主细胞的数量大为减少；③切除了溃疡的好发部位和溃疡本身。胃大部切除术的术式包括毕（Billroth）Ⅰ式、毕（Billroth）Ⅱ式和胃大部切除后胃空肠 Roux-en-Y 吻合术。毕Ⅰ式（图 2-4）是指在胃大部切除后将残胃与十二指肠吻合，适用于胃溃疡，其优点是重建后的胃肠道接近正常生理状态，胆汁和胰液反流入残胃较少，术后因胃肠功能紊乱引起的并发症较少，缺点是为避免残胃与十二指肠吻合口张力过大，有时导致切除胃的范围不够，术后增加了溃疡复发的机会。毕Ⅱ式（图 2-5）是指胃大部切除后将残胃与空肠吻合，十二指肠残端则自行缝合，适用于胃十二指肠溃疡，其优点是即使胃切除较多，胃空肠吻合口张力也不致过大，术后溃疡复发的机会低，缺点是该术式改变了正常的解剖生理关系，术后发生胃肠功能紊乱的可能性比毕Ⅰ式多。胃大部切除后胃空肠 Roux-en-Y 吻合术（图 2-6）是指胃大部切除后关闭十二指肠残端，在距十二指肠悬韧带 10～15 cm 处切断空肠，将残胃和远端空肠吻合，距此吻合口以下 45～60 cm 处，将空肠与空肠近侧断端吻合，此法临床使用较少，但有防止术后胆胰液进入残胃的优点。

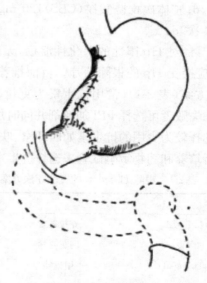

图 2-4　毕Ⅰ式胃大部切除术

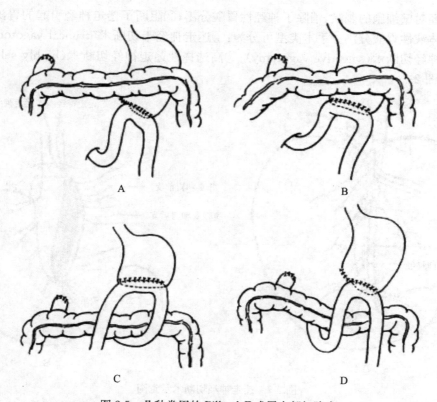

图 2-5 几种常用的 Billroth Ⅱ式胃大部切除术

A. 霍（Hoffmeister）氏法：结肠后，部分胃断端与空肠吻合，输入段对小弯侧；B. 波（Polya）氏法：结肠后，全部胃断端与空肠吻合，输入段对小弯侧；C. 莫（Moynihan）氏法：结肠前，全部胃断端与空肠吻合，输入段对大弯侧；D. 艾（v. Eiselsberg）氏法：结肠前，部分胃断端与空肠吻合，输入段对大弯侧

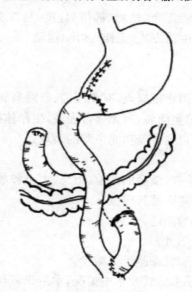

图 2-6 胃空肠 Roux-en-Y 式吻合术

（2）迷走神经切断术：临床已较少应用，适用于十二指肠溃疡。该术式的原理是：①阻断

了迷走神经对壁细胞的刺激,消除了神经性胃酸分泌;②阻断了迷走神经引起的胃泌素分泌,从而减少体液性胃酸分泌。手术类型可分为:①迷走神经干切断术(truncal vagotomy);②选择性迷走神经切断术(selective vagotomy);③高选择性迷走神经切断术(highly selective vagotomy)(图 2-7)。

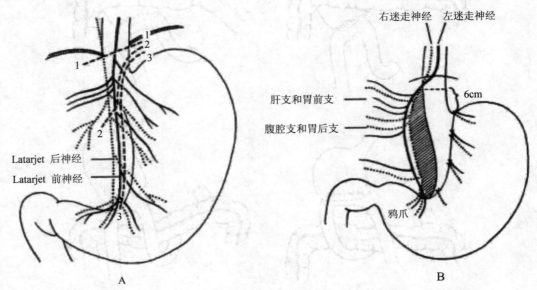

图 2-7　迷走神经切断术示意图

　　A.三种迷走神经切断示意图　1---1迷走神经干切除术,2---2选择性迷走神经切断术,3---3高选择性迷走神经切断术;B.高选择性迷走神经切断示意图(胃小弯分离区由影线表示)

七、护理评估

　　1.健康史　护士应收集患者疼痛(性质、部位、程度、与饮食和睡眠的关系)、药物使用情况、饮食习惯、饮酒史、吸烟史、生活方式(工作、休闲、运动、压力和日常应对措施)及消化性溃疡疾病的相关知识。

　　2.身体状况

　　(1)腹部体征:有无上腹部固定压痛点,有无压痛、反跳痛和肌紧张,有无胃肠蠕动波。

　　(2)全身状况:有无消瘦、贫血面貌,有无痛苦表情,生命体征是否正常,有无反酸、嗳气等胃肠道症状,有无失眠、多汗等自主神经功能失调的表现。

　　3.辅助检查

　　(1)胃镜和胃黏膜活组织检查:溃疡的部位、形态、大小和数目如何,有无出血。

　　(2)X射线钡餐检查:有无龛影及其部位。

　　(3)幽门螺杆菌检测:是否为阳性。

　　(4)粪便隐血试验:是否为阳性。

　　(5)血常规:有无血红蛋白和红细胞计数减少。

　　4.术后评估　麻醉方式、手术方式及术中情况;术后患者切口、引流、敷料情况;有无发生出血、十二指肠残端破裂、感染、吻合口瘘、术后梗阻、倾倒综合征、吻合口溃疡、残胃癌、胃小弯坏死穿孔、胃潴留、吞咽困难、腹泻等并发症。

5.心理-社会状况　护士需要评估患者的生活方式、家庭状况和职业,同时判定生活环境中的压力源及解决压力的应对方式。评估患者及家属对疾病的认识程度,评估患者有无焦虑或恐惧等心理,社会的支持状况如何,患者得到的社区保健资源和服务如何。

八、护理诊断/问题

1.慢性疼痛(腹痛)　与胃酸刺激溃疡面引起化学性炎症反应有关。

2.营养失调(nutritional disorder)(低于机体需要量)　与摄入量减少、消化吸收障碍有关。

3.焦虑　与病程迁延、病情反复发作有关。

4.潜在并发症　上消化道出血、穿孔、幽门梗阻、癌变。

九、护理目标

1.患者能描述引起疼痛的因素并应用缓解疼痛的方法。

2.患者能养成合理的饮食习惯。

3.患者焦虑减轻或消失。

4.患者无并发症发生或并发症被及时发现和处理。

十、护理措施

1.休息与活动　溃疡活动期、病情较重者应卧床休息几日至1～2周,病情较轻者可边工作边治疗,并注意保持情绪稳定,如果患者情绪波动、精神紧张,可服用地西泮(安定)、多赛平(多虑平)等安定药,以解除焦虑、稳定情绪,但不可长期应用。合理安排时间,使生活起居有规律。建立和谐的人际关系,学会放松技巧,注意劳逸结合,使患者的压力减轻或去除,以达到减少胃酸分泌,促进溃疡组织修复的目的。对嗜烟酒者,应帮助其制订切实可行的戒烟酒计划,避免突然戒断烟酒引起焦虑、烦躁等症状,并禁用 NSAID。

2.饮食护理

(1)进餐方式:指导患者需定时进餐,在溃疡活动期可少食多餐,每日进餐 4～5 次,并应避免餐间零食和睡前进食,使胃酸分泌有规律性。鼓励患者进餐时细嚼慢咽,有助消化,且每餐不宜过饱,以免因胃窦部过度扩张而增加胃酸的分泌。

(2)食物选择:患者应进食清淡、质软、易消化的食物(如稀饭、面条等),活动期患者以进食面食为主,因其含碱能中和胃酸,不习惯于面食者可以软米饭或米粥替代,如 DU 患者可指导其在疼痛前或疼痛时进食碱性食物(如苏打饼干)。蛋白质类食物可中和胃酸,适宜在两餐之间摄取牛奶或豆奶能稀释胃酸,但其所含钙质吸收后能刺激胃酸分泌,故不宜多饮。应避免机械性和化学性刺激强的食物,机械性刺激强的食物如粗粮、杂豆、硬果、含纤维多的蔬菜和水果(如洋葱、芹菜、韭菜、生萝卜、菠菜、豆芽、竹笋、山楂、草莓)、油炸食物等,化学性刺激强的食物如咖啡、浓茶、浓肉汤、汽水、干辣椒、芥末、咖喱、胡椒、酸醋等。同时患者应逐渐摸索并排除一些引起胃部不适或疼痛的食物。

(3)营养监测:定期评估患者的营养状况,如测量体重、监测血清清蛋白、血红蛋白等营养指标,并监督患者是否采取合理的饮食方式和结构。

3.药物治疗的护理　护士需要评估并记录患者疼痛发作的次数、时间、特性、部位、间期、促发因素和缓解方法。根据患者的疼痛特点指导患者缓解疼痛的方法,如听音乐、背部按摩、看书等转移注意力的方法。同时遵医嘱给予患者药物治疗,并注意观察药物疗效及不良反应。

(1)质子泵抑制剂:奥美拉唑可延缓地西泮和苯妥英钠的代谢和排泄,当联合应用时需慎重。此外,奥美拉唑亦可引起头晕,应嘱患者在用药期间避免开车或做必须高度集中注意力的工作。兰索拉唑的不良反应有荨麻疹、皮疹、瘙痒、头痛、口苦、肝功能异常等,不良反应较为严重时应及时停药。泮托拉唑偶可引起头痛和腹泻。

(2)H_2受体拮抗剂:该类药物应在餐中或餐后即刻服用,也可将1日量在睡前服用。如同时服用抗酸药,两药需间隔1 h以上。静脉给药时应注意控制速度,若速度过快可引起低血压和心律失常。H_2RA不良反应较少,主要为头痛、头晕、腹泻、乏力、皮疹等反应。少数患者还可出现一过性肝损害和粒细胞缺乏,停药后可逆转因此药可随母乳排出,所以哺乳期应停止用药。

(3)抗酸药:抗酸药不宜与奶制品、酸性食物和饮料同时服用。若为片剂应嚼服,乳剂应充分摇匀。应在饭后1 h和睡前服用。氢氧化铝凝胶可阻碍磷的吸收,引起磷缺乏症,患者表现为食欲不振、软弱无力等症状,甚至导致骨质疏松。如长期大量服用可引起便秘、代谢性碱中毒与钠潴留,严重者可致肾损害。如服用镁剂易引起腹泻。

(4)胃黏膜保护剂:硫糖铝应在餐前及睡前1小时服用,不宜与抗酸剂、食物或其他药物同服,不良反应较轻,主要为便秘,如长期使用可能出现低磷血症。胶体次枸橼酸铋宜在餐前半小时服用,因其使齿、舌变黑及黑便,可用吸管吸入,少数患者出现恶心、一过性转氨酶升高等,为避免产生铋神经毒性,不可长期服用。米索前列醇餐前或睡前口服,不良反应为轻度腹泻,偶可见恶心、头痛和眩晕,因其可引起子宫收缩,孕妇忌服。麦滋林-S餐后服用,无明显副作用。

4.手术治疗的护理

(1)术前准备:护士向患者讲解将要接受的手术方式,并指导患者进行胸式深呼吸和有效咳嗽,达到预防术后肺部感染、促进肺部扩张的目的。向患者说明术前胃肠道准备和手术相关部位清洁的重要性,备皮范围为上平乳头水平,下至耻骨联合,两侧至腋中线,剔除阴毛并清洁脐部。告知患者术后需禁食,直至肠蠕动恢复为止,禁食期间给予静脉高营养。说明术后需留置鼻胃管进行抽吸引流的目的和注意事项,如发现有鲜红色血液引流出,应立即向医护人员报告。

(2)术后护理:术后护士应密切观察患者生命体征的变化和术后有无并发症的发生,并注意引流液的颜色、性质和量。如在鼻胃管引流通畅的情况下,引流胃液量逐渐减少,这是胃肠蠕动恢复的标志。观察伤口情况,预防感染发生。监测血红蛋白、血细胞比容和电解质的变化,及时补充患者所需的水、电解质和营养素。准确记录24 h出入量,为合理化输液提供依据。鼓励患者早活动以增加肠蠕动,预防肠粘连。

5.并发症预防及护理

(1)上消化道出血:是最常见的并发症,发生率约占本病的20%～25%,同时消化性溃疡也是上消化道大出血(出血量>1000 mL或循环血容量的20%)最常见的病因,约占50%以上,且DU比易发生此并发症。约有10%～15%的患者以上消化道出血为消化性溃疡的首发症状。上消化道出血指屈氏韧带以上的出血,包括食管、胃、十二指肠和胰、胆等病变引起的出血,以及胃空肠吻合口术后的空肠病变出血。出血量与被侵蚀的血管大小有关联,临床表现为黑便伴或不伴呕血,当短期内失血量超过 400 mL 时,可出现面色苍白、口渴、脉搏快速有力、血压正常或略偏高;当失血量超过 800 mL 时,患者表现为口唇发绀、呼吸急促、皮肤湿冷、烦躁不安、重者意识模糊、收缩压降至 80 mmHg 以下、心率加快至每分钟 120 次以上、体表静脉塌陷等休克症状。多数患者在 24 h 内可出现发热,但一般不超过 38.5 ℃,持续 3～5 d。血中尿素氮浓度增高,但一般不超过 14.3 mmol/L,3～4 d 可恢复正常。上消化道大出血经 3～4 d 后才出现失血性贫血的血象改变。在出血 24 h 内网织红细胞即见增高,当出血停止后可逐渐降至正常,如出血不止则持续增高。出血后 2～5 h 白细胞计数升高,可达 (10～20)×10⁹/L,如出血停止后 2～3 d 可恢复正常。

患者并发上消化道大出血时,护士应采取以下措施:

1)体位与保持呼吸道通畅:大出血时患者应采取平卧位并将下肢略抬高,以保证脑部供血。呕吐时将头偏向一侧,以防误吸或窒息,必要时用负压吸引器清除气道内分泌物,保持呼吸道通畅,并给予吸氧。

2)治疗护理:迅速建立静脉通道,配合医生实施输血、输液、各种止血治疗及用药等抢救措施。输液开始宜快,但应避免因输液过多过快而引起急性肺水肿,必要时可测定中心静脉压作为调整输液速度和量的依据。

3)饮食护理:患者应暂禁食,而少量出血无呕吐者,可进清淡、温凉的流质饮食,出血停止后改为半流质饮食,少食多餐,逐渐过渡到正常饮食。

4)心理护理:护士应关心、安慰患者,减轻患者的紧张、焦虑与恐惧等心理反应。及时清除血迹污物,抢救工作应迅速而不忙乱,并告知其安静休息有利于止血。

5)密切观察病情变化:观察指标包括:①生命体征:体温、脉搏、血压、呼吸的状况;②神志变化:有无精神疲倦、烦躁、嗜睡、意识不清甚至昏迷;③皮肤和甲床色泽,周围静脉特别是颈静脉充盈状况,肢体温暖或是湿冷;④呕吐物和粪便的性质、颜色和量;⑤记录 24 h 出入量;⑥定期复查血常规、网织红细胞、血尿素氮及大便隐血,以判断贫血的程度和出血是否停止;⑦注意监测血清电解质和血气分析的变化,以维持水电解质、酸碱平衡。

6)出血量的估计:护士应通过询问患者呕血和黑便的发生时间、次数、量及性状,学会判断出血量和速度:①大便隐血试验阳性提示每日出血量＞5～10 mL;②黑便表示每日出血量在 50～100 mL 以上;③胃内积血达 250～300 mL 时可引起呕血;④一次出血量不超过 400 mL 时,一般不出现全身症状,当超过 400～500 mL 时,可出现心悸、乏力、头晕等症状;⑤当出血量超过 1000 mL 时,出现急性周围循环衰竭的表现,严重者引起失血性休克。但不能据此准确判断出血量。

7)止血措施:①对消化性溃疡引起的出血,常用 H₂ 受体拮抗剂或质子泵抑制剂,提高胃内较高的 pH,利于血小板聚集和血浆凝血功能所诱导的止血过程。常用药物有西咪替丁 400 mg,每 6 小时一次;雷尼替丁 50 mg,每 6 小时一次;也可用法莫替丁 20 mg,每 12 小时一次,或奥美拉唑 40 mg,每 12 小时一次静脉滴注;②对于活动性出血或暴露血管的溃疡可经内镜直视下止血,可对出血灶喷洒止血药和局部药物注射,药物有 1/10000 肾上腺素或硬化剂等,也可进行高频电凝、血管夹钳夹、激光光凝、热探头止血和微波;③少数严重大出血患者不能进行内镜止血或手术治疗,可通过选择性动脉造影找到出血病灶,给予血管栓塞治疗。约

80%消化性溃疡出血不经特殊处理可自行止血。

(2)消化性溃疡穿孔(perforation):溃疡穿透浆膜层至游离腹腔可致穿孔。穿孔的表现形式有:①急性穿孔:溃疡多位于十二指肠前壁或胃前壁,穿孔后由于十二指肠或胃内容物流入腹腔而引起急性弥漫性腹膜炎,又称游离穿孔,患者可突然出现剧烈腹痛;②慢性穿孔:如溃疡穿透与邻近器官、组织粘连,胃肠内容物不流入腹腔,又称为穿透性溃疡或溃疡慢性穿孔;③亚急性穿孔:是指后壁穿孔或游离穿孔较小时,只引起局限性腹膜炎。急性穿孔时引发剧烈腹痛,多自上腹开始蔓延至全腹,腹壁呈板样僵直,有压痛和反跳痛,肝浊音区消失,肠鸣音则减弱或消失,部分患者出现休克状态。慢性或亚急性穿孔所致的症状不如急性穿孔剧烈,仅引起局限性腹膜炎、肠粘连或肠梗阻征象,并于短期内好转。

消化性溃疡穿孔多发生于夜间空腹或饱食后,X射线检查时,约80%可见膈下新月状游离气体影,血常规检查示白细胞和中性粒细胞比例增高,诊断性腹腔穿刺抽出液可含胆汁或食物残渣。一旦发生穿孔征象,护士应告知患者禁食,给予持续胃肠减压;建立静脉通路,输液以维持水、电解质平衡,并给予营养支持;应用抗生素以达到控制感染的目的;密切观察病情变化,如经非手术治疗6~8 h不见好转反而加重,应立即进行手术治疗。

(3)幽门梗阻(pylorochesis):主要由DU或幽门管溃疡引起。急性梗阻原因多由于活动期溃疡周围组织的炎性水肿和幽门部痉挛所致,梗阻会随着炎症好转而缓解。慢性梗阻原因多由于溃疡愈合后瘢痕收缩而呈持久性。患者上腹饱胀不适,且疼痛于餐后加重,餐后30~60 min后发生呕吐,呕吐约每隔1~2日一次,一次呕吐量可超过1000 mL,呕吐物为发酵酸性宿食,严重呕吐可致失水和低氯低钾性碱中毒、营养不良和体重减轻。幽门梗阻的特征性表现为上腹部空腹振水音、胃蠕动波和空腹抽出胃液量>200 mL。

因幽门痉挛和炎性水肿所引起的幽门梗阻属暂时性和可逆的,无须外科手术治疗,而因瘢痕所引起的幽门梗阻为永久性,需手术解除。护士应准确记录出入量,根据医嘱和电解质检查结果,合理输液,补充液体和电解质,及时纠正脱水和低钾低氯性碱中毒,保证尿量在每日1000~1500 mL,给予胃肠减压,并记录胃内潴留物的量、颜色、性质和气味。病情好转后患者可进流食,禁止吸烟、饮酒和进刺激性食物,并禁用胆碱能类药物(如阿托品等),防止减少胃肠蠕动,加重梗阻症状。

(4)癌变:少数GU患者可发生癌变,DU患者则不会引起癌变,癌变率不超过2%。对于长期GU病史,年龄在45岁以上者,经严格的内科治疗4~6周症状无好转,且粪便隐血试验持续阳性者,应考虑癌变的可能,需要进一步检查和定期随访。

(5)胃大部切除术后的并发症有:①吻合口溃疡:大部分发生在术后2年内,溃疡病症状重新出现,并失去原有的节律性,极易发生出血和穿孔;②残胃癌:切除术后5年以上,发生在残胃的原发癌,发生率约2%左右,与胆汁反流、胃内低酸及肠道细菌逆流入残胃引起萎缩性胃炎有关。患者有进食后饱胀、消瘦、上腹疼痛不适、贫血等症状,可通过胃镜和活检进行确诊。

(6)迷走神经切除术后的并发症有:①胃小弯坏死穿孔:是高选择性迷走神经切断术后的并发症,临床表现为突发上腹部剧烈疼痛和急性弥漫性腹膜炎症状,与手术因素或胃小弯因黏膜下无血管丛而成为潜在易缺血区所致的局部缺血坏死和溃疡形成有关。护士一旦发现上述症状,应即刻通知医生并做好对患者解释和安慰工作,完善各项术前准备,使患者积极配合急诊修补手术;②胃潴留:见于选择性迷走神经切断术和迷走神经干切断术术后,临床表现为拔除胃管后患者出现上腹饱胀不适、呕吐含胆汁的胃内容物。X射线钡餐见胃扩张、胃内容物潴留和无排空。这与术后胃部失去神经支配、胃张力减退及蠕动消失有关。一般此症状于术后 10～14 d 逐渐缓解。处理原则:禁食、持续性胃肠减压、用生理盐水洗胃及静脉输液,可遵医嘱给予新斯的明肌内注射;③吞咽困难:多见于迷走神经干切断术术后,部分患者在早期下咽固体食物时出现胸骨后疼痛,X射线钡餐显示贲门痉挛、食管下段狭窄。多与手术所致食管下段局部水肿、痉挛或神经损伤致食管弛缓障碍有关。一般与术后 1～2 个月能自行缓解,对确实无法缓解者可考虑行食管扩张治疗;④腹泻:常见于迷走神经切断术术后,发生率5 ％～40 ％,与术后肠道功能紊乱、胆汁酸分泌增加、肠吸收减少及刺激肠蠕动的体液因子释放等有关。护士可指导患者遵医嘱口服洛哌丁胺(易蒙停)抑制肠蠕动,如无效可改用考来烯胺,对于频繁腹泻者应做好饮食指导和肛周护理。

6.心理护理　告知患者应保持积极乐观的情绪;避免工作过于劳累,注意劳逸结合;可通过打太极、听音乐、参加户外运动等放松方式以应对压力。

十一、健康指导

1.用药指导　护士指导和教会患者如何服用药物及药物常见的不良反应,并告知其不能随便停药或减量,以防酸反弹导致溃疡复发。在日常疼痛和发热的治疗上,鼓励患者使用甾体类抗炎药(如对乙酰氨基酚)。慎用或勿用 NSAID,必须使用 NSAID 的患者可遵医嘱换用对胃黏膜损伤小的同类药物,如罗非昔布或塞来昔布。

2.疾病知识指导

(1)应注意避免暴饮暴食,进食时应细嚼慢咽,避免物理性刺激和化学性刺激的食物,养成合理的饮食习惯。

(2)保持乐观的情绪,减少精神刺激因素,必要时可服用安定类药物以消除精神紧张和焦虑。学习一些放松技巧,如打太极、听音乐等,以应对压力。

(3)鼓励患者戒除烟酒。

(4)在好发季节注意观察疾病症状的发生,如有症状应立即服药。

(5)如疼痛节律发生改变或出现呕血、黑便时应立即就医。

(6)注意劳逸结合,避免过劳。

3.术后指导　术后患者应少食多餐,定时定量,进餐时不宜喝水,避免辛辣、油炸、过冷、过热食物,戒除烟酒,定期复诊。

4.预后　消化性溃疡治愈率较高,但易复发,在第一次治愈后两年内复发率可达 60 ％～80 ％,本病死亡率在 1% 以下。老年患者的死亡多因大出血和急性穿孔等并发症所致。术后残胃发生癌肿的可能性较一般人群高出一倍左右。

十二、护理评价

通过治疗与护理,患者是否:①疼痛减轻或缓解;②能遵从合理的饮食规定;③焦虑减轻或消失;④能预防并发症或护士及时发现并发症,并通知医生积极处理。

第三章 内分泌系统疾病护理

第一节 内分泌系统常见症状的护理

一、低血糖护理

(一)概述

血糖指血液中的葡萄糖,人体组织主要靠葡萄糖供应能量。中枢神经系统不能合成葡萄糖,且贮存的糖原极少,故短暂的低血糖就能引起明显的脑功能紊乱。如长期、严重的低血糖未及时纠正,会导致永久性神经系统损伤甚至致死。

在正常情况下,葡萄糖的来源和去路保持动态平衡,维持在较窄的范围内,该平衡被破坏时可致高血糖或低血糖。临床上以前者常见,后者除了在糖尿病的治疗过程中常见外,其他情况均少见。低血糖症不是一种独立的疾病,而是多种原因引起的血浆葡萄糖浓度过低综合征。

(二)病因及发病机制

1.胰岛素瘤 大多数胰岛素瘤分泌胰岛素异常,空腹血糖水平降低时,胰岛素分泌并不相应减少,结果导致相对高胰岛素血症。门脉及周围血循环的高胰岛素血症使葡萄糖生成减少,葡萄糖利用增多,空腹状态时血糖仍进一步降低。

2.糖尿病合并低血糖症 低血糖是糖尿病治疗中最常见的问题,1型糖尿病患者需要使用胰岛素替代治疗,会出现由于胰岛素使用剂量过大、空腹时间过长或延误进餐、非胰岛素依赖性葡萄糖消耗增多(如运动)、饮酒致内源性葡萄糖生成减少、胰岛素敏感性增高(如强化治疗、凌晨运动、减肥等)、肾功能损害使胰岛素清除减少等因素导致低血糖。2型糖尿病患者由于服用磺脲类或注射胰岛素常发生低血糖症。二甲双胍和阿卡波糖不易导致低血糖。在磺脲类药物中,格列本脲(优降糖)和氯磺丙脲最易引起低血糖发作。服用磺脲类药物致低血糖的危险因素有营养不良、其他药物与磺脲类药物的相互作用、肝肾功能损害等。

3.饮酒与低血糖 饮酒导致低血糖主要机制为:

(1)抑制肝糖异生,消耗烟酰胺腺嘌呤二核苷酸(糖异生的辅助因子),但乙醇不影响糖原分解。

(2)抑制皮质醇和生长激素对低血糖的反应。

(3)延迟肾上腺素对低血糖的反应,胰高血糖素对低血糖的反应可正常或延迟。

4.肝脏疾病与低血糖 肝源性低血糖最常见于肝脏结构迅速而大量被破坏时,如中毒性肝炎、暴发性病毒性肝炎、脂肪肝(饥饿或饮酒后)、急性胆管炎和胆管阻塞等。

5.心脏疾病与低血糖 各种病因引起的严重心力衰竭均可发生低血糖,其机制尚不清楚,可能与心力衰竭致肝脏充血、营养不良、糖异生底物减少和肝脏缺氧有关。

6.肾衰与低血糖 肾功能不全是发生低血糖的重要危险因素,口服磺脲类药物者进食少时尤为突出。奎宁可刺激胰岛素释放,导致相对高胰岛素血症,但低血糖症也可见于血胰岛素水平正常的患者。

7.营养不良与低血糖　严重肌肉萎缩的患者也可发生空腹低血糖,伴丙氨酸水平降低。这或许是由于肌肉不能够产生足够的成糖氨基酸来供应肝糖异生,以致较难维持正常血糖浓度。神经性厌食患者当病情发展,出现严重肝功能损害时,可出现自发性低血糖症。

8.脓毒血症与低血糖　脓毒血症也可致低血糖。脓毒血症时,糖的利用和产生均增加,当血糖来源减少时可发生低血糖症。

9.自身免疫性低血糖　因胰岛素受体自身抗体引起的低血糖罕见,胰岛素受体抗体也有类胰岛素作用,黑棘皮症和自身免疫现象可解释抗受体抗体的作用。一些患者有糖耐量异常或糖尿病病史,最终因在低血糖患者的血清中检出胰岛刺激抗体,提示可能存在一种新的自身免疫性低血糖类型。

（三）临床表现

正常人在血糖下降至 2.8～3.0 mmol/L(50～55 mg/dl)时,胰岛素分泌受抑制,升糖激素的分泌被激活。当血糖继续降至 2.5～2.8 mmol/L(45～50 mg/dl)时,脑功能障碍已很明显。

低血糖临床表现复杂,可分为神经性症状和脑功能紊乱性症状两类。一般是按顺序出现大脑皮质、皮质下中枢(包括基底核)、下丘脑及自主神经中枢、延髓等受抑制的表现。其顺序与脑的发育进化过程有关,细胞愈进化对缺氧愈敏感;低血糖纠正则按上述的逆顺序恢复。低血糖症状随血糖恢复正常而很快消失。脑功能障碍症状则在数小时内逐渐消失,较重低血糖时,需要数天或更长时间才能恢复,而严重持久的低血糖症可导致永久性功能障碍或死亡。常见症状有:

1.意识朦胧,定向力与识别能力丧失,嗜睡,多汗,肌张力低下,震颤,精神失常等。

2.躁动不安,痛觉过敏,阵挛性或舞蹈样动作或幼稚动作,如吮吸、紧抓物体、做鬼脸、瞳孔散大,锥体束征阳性,强直性惊厥等。

3.阵发性及张力性痉挛,扭转性痉挛,阵发性惊厥,眼轴歪斜,巴宾斯基征阳性等。

4.昏迷,去大脑强直,反射消失,瞳孔缩小,肌张力降低,呼吸减弱,血压下降。

5.儿童和老年人的低血糖表现可极不典型,易被误诊或漏诊。例如,婴儿低血糖发作时可表现为多睡、多汗,甚至急性呼吸衰竭;老年人发生低血糖时,常以性格改变、失眠、多梦或窦性心动过缓为主诉。

（四）分类

按低血糖发生的时间,尤其是与进食的时间关系可分为空腹低血糖和餐后低血糖。药物、严重肝肾功能受损、升高血糖的激素缺乏、非胰岛 B 细胞肿瘤、胰岛 B 细胞瘤等可致高胰岛素血症及低血糖症。全身性疾病及婴幼儿和儿童代谢性疾病也可引起空腹低血糖。先天性酶缺乏较少引起餐后低血糖症,餐后低血糖主要见于功能性疾病(表 3-1)。

表 3-1　低血糖的临床分类

空腹(吸收后)低血糖
药物
胰岛素、磺脲类药及饮酒
喷他脒,奎宁
水杨酸盐
其他药物

重症疾病

    肝功能衰竭

    心功能衰竭

    肾功能衰竭

    脓毒血症

    营养不良症

升高血糖的激素缺乏或不足

    皮质醇缺乏

    生长激素缺乏

    胰高糖素缺乏

    肾上腺素缺乏

    多种激素缺乏

非胰岛 B 细胞肿瘤

内源性高胰岛素血症

胰岛 B 细胞疾病

肿瘤(胰岛素瘤)

新生儿持续性高胰岛素血症低血糖(PHHI)

其他疾病

自身免疫性低血糖症

    胰岛素抗体

    胰岛素受体抗体

进餐后(反应性)低血糖

碳水化合物代谢酶的先天性缺陷

    遗传性果糖不耐受症

    半乳糖血症

特发性反应性低血糖症

滋养性低血糖症(包括倾倒综合征)

肠外营养(静脉营养支持)治疗

功能性低血糖症

(五)辅助检查

1.血糖与血胰岛素的测定　当血糖低于 2.8 mmol/L 时,血浆胰岛素应降至 10 μU/mL 以下。血浆葡萄糖水平低于 2.2 mmol/L,胰岛素值将低于 5 μU/mL。胰岛素与血糖比值(I：G)一般也降低。如 I：G 值增加或>0.3,应怀疑有高胰岛素血症,I：G>0.4 提示胰岛素瘤可能。

2.口服葡萄糖耐量试验(OGTT)　欲确定是否存在空腹低血糖,OGTT 没有意义。如糖耐量试验延长至 4～5 h,对于诊断餐后低血糖有一定价值。

3.血浆胰岛素原和 C 肽测定　正常血浆含有少量的胰岛素原,大部分胰岛素瘤患者血循环中胰岛素原水平增高。C 肽水平高提示内源性高胰岛素血症;反之,低 C 肽水平提示血浆胰岛素水平增高是外源性胰岛素所致。

4.胰岛素抗体、胰岛素受体抗体测定 血浆中存在胰岛素抗体提示既往使用过胰岛素或胰岛素自身免疫综合征。一种少见的情况是机体产生的自身抗胰岛素抗体可兴奋胰岛素受体而引起严重的低血糖症。

5.血浆磺脲类药物及其尿中代谢产物测定 测定血浆磺脲类药物或其尿中代谢产物,可协助确定磺脲类药物诱发的高胰岛素血症的诊断。氯磺丙脲因半衰期长,诱发的低血糖危险性较大。

6.胰岛素抑制试验 用外源性胰岛素不能完全抑制胰岛素瘤 C 肽和胰岛素原的释放,但胰岛素瘤患者在血糖正常时,血浆胰岛素和 C 肽不被抑制,而在低血糖时,可抑制内源性胰岛素和 C 肽的分泌。

(六)治疗原则

1.长时间低血糖会严重影响大脑的功能,出现低血糖时应尽快治疗,并预防低血糖的再次发生。大多数无症状或轻度至中度症状的低血糖仅通过进食葡萄糖或含碳水化合物的食物,如果汁、软饮料、糖果或进餐等自我治疗即可。推荐进食葡萄糖的量为 20 g(儿童 0.3 g/kg)。口服葡萄糖升高血糖的作用很短暂,对胰岛素诱发的低血糖症维持正常血糖的时间不足 2 小时。因此,血糖上升后还需进食足够的含淀粉类主食。

2.严重低血糖时,应迅速在皮下、肌内或静脉注射 1 mg 高血糖素(儿童 15 μg/kg),可迅速升高血糖,但维持时间短(高血糖素鼻内给药效果和注射用药类似)。然后静脉注射 25 g 葡萄糖,再滴注葡萄糖维持,如患者能口服则应及时鼓励进食。

3.应用精氨酸(刺激胰高血糖素的分泌)和 β_2-肾上腺素能激动剂(如特布他林,有拟肾上腺素作用)也能使血糖升高,并且维持时间要比高血糖素和葡萄糖持久。另外,预防夜间低血糖时,精氨酸或特布他林比常规睡前加餐的效果要好。

4.加餐是防治 1 型糖尿病患者低血糖的有效治疗手段之一,但对于慢性低血糖的长期治疗,频繁进食不是可取的办法,因为可引起体重增加。找不到其他更好的治疗措施时,有时仍然需要少量多次进食,个别严重患者甚至需要整晚鼻饲。

5.药源性低血糖在终止服药(至少是暂时的)后可迅速缓解,但在药物作用未完全消除时需注意维持血糖水平。如果确定是正在服用的药物导致的低血糖,应立即停用,待低血糖恢复后改用其他类型的降血糖药。

6.胰岛素瘤所致的空腹低血糖经手术切除肿瘤后多可治愈。如肿瘤为多发性、转移性或无法明确定位,不能施行手术时,二氮嗪治疗有时能奏效。

7.非 B 细胞肿瘤所致低血糖的治疗包括内科治疗、手术治疗或放疗。糖皮质激素和生长激素治疗有时也有效。糖皮质激素等免疫抑制治疗可用于治疗自身免疫性低血糖症。营养不良、肝肾疾病、心力衰竭或脓毒血症所致低血糖的治疗除对症处理外,要尽可能治疗原发病。

(七)护理评估

1.健康史 患者有无基础疾病如糖尿病、肾功能不全、肝功能不全等可以引起低血糖症状的疾病。

2.症状与体征 有无大汗、心慌、手抖、饥饿、意识模糊、黑蒙、呼之不应、昏迷等症状,采取何种措施可缓解。

3. 心理社会状况 有无紧张、焦虑、恐惧等不良情绪,是否影响患者正常工作和生活,以及对抗疾病的信心。家人和社会支持程度。

(八)常见护理诊断/问题

1. 有受伤的危险 与低血糖导致乏力、意识丧失有关。

2. 急性意识障碍 与低血糖导致大脑功能受抑制有关。

3. 焦虑 与低血糖反复发作有关。

(九)护理目标

1. 住院期间患者未发生因低血糖导致的跌倒和坠床等意外。

2. 住院期间患者未因低血糖出现意识丧失。

3. 住院两周内患者焦虑情绪得到改善。

(十)护理措施

1. 一般护理 保证病室内环境干净整洁,安静无闲杂人员。室内温湿度适宜,每日开窗通风,保持空气流通。地面无水渍杂物。保证床单干净整洁,衣裤长短适宜,及时更换。常用物品及呼叫器置于患者触手可及处。协助患者做好头发、口腔等部位的清洁工作。护士加强巡视,注意观察有无低血糖反应。

2. 皮肤护理

(1)由于长期大量测量指尖血糖,手指皮肤破坏严重,皮肤易出现瘀青、疼痛,且易发生感染。因此在使用采血针测量时,尽量选择针眼较少、疼痛感较轻的地方,测量时捏紧皮肤,按压采血针时要快按快弹,棉签按压时间充分。

(2)患者发生低血糖时往往出汗较多,护士应及时更换患者衣物,帮助患者擦洗皮肤,必要时涂抹爽身粉,保证皮肤的干燥、清洁。

(3)当患者出现皮肤淹红时应在清洁皮肤后给以润肤油外涂,嘱患者尽量减少皮肤衣物间摩擦。

3. 低血糖护理

(1)遵医嘱监测患者血糖变化,做好记录,及时通知医生。

(2)随时观察患者病情变化,警惕出现低血糖症状:乏力、嗜睡、心慌、出汗、手抖,甚至昏迷。当患者出现轻微低血糖反应时,可嘱患者适量进食,如水果、牛奶、饼干;如患者血糖偏低,意识清醒,可嘱患者立即进食糖块、喝含糖饮料;如患者已经发生低血糖昏迷,应立即静脉推注 50 % 葡萄糖 20~40 mL,直至患者意识恢复。

4. 饮食护理

(1)对于使用胰岛素的 1 型或 2 型糖尿病患者可嘱其根据血糖情况按时加餐,少食多餐。加餐食物可选择苏打饼干、牛奶、含糖较低的水果等。

(2)对于胰岛素瘤的患者应根据血糖规律定时加餐,加餐食物以碳水化合物为主,也可准备高蛋白、高糖分食物以保证血糖较长时间维持稳定水平,如鸡蛋、肉类等。除此以外还应准备葡萄糖水、果汁、糖块、巧克力等快速升糖的食物。

5. 心理护理

(1)糖尿病患者发生低血糖,常常说明血糖波动较大,控制欠佳,因此会对治疗产生怀疑。尤其是 1 型糖尿病患者,反复发生低血糖和低血糖后反弹的高血糖情况,往往会产生抵触情绪。护士应在日常护理工作中多与患者进行沟通,了解患者内心情绪变化,鼓励患者配合治疗。

(2)胰岛素瘤患者由于频繁发生低血糖以及不断的进食,会产生焦虑抑郁情绪。护士应向患者讲解症状发生的原因、治疗及预后,帮助患者树立信心,积极配合治疗,尽早完成手术,恢复健康。

(3)与患者家属进行沟通,取得家庭支持。

二、骨质疏松的护理

(一)概述

骨质疏松症是多种原因引起的一组骨病,骨组织有正常的钙化,钙盐与基质呈正常比例,是以单位体积内骨组织量减少为特点的代谢性骨病变。在多数骨质疏松中,骨组织的减少主要由于骨质吸收增多所致。以骨骼疼痛、易于骨折为特征。

1. 病因及发病机制

(1)遗传因素:研究发现,多种基因参与了骨量的获得和骨转换的调控。这些基因主要包括:受体基因(维生素 D 核受体、雌激素受体、降钙素受体、β_3-肾上腺素能受体、糖皮质激素受体等);细胞因子、生长因子、激素和基质蛋白基因(TGF-β_1、IL-6、IL-1、PTH、IGF-1、Ⅰ 型胶原、α_2-HS-糖蛋白、骨钙素等);OP 易感基因(11q12-13、11q、1p36、2p23-24、4q32-34 等);其他基因(载脂蛋白 E、HLA 标志物等)。

(2)钙的摄入量:钙是骨矿物质中最主要的成分,钙摄入不足必然影响骨矿化。在骨的生长发育期和钙需要量增加时(妊娠、哺乳等),摄入钙不足将影响骨形成和骨峰值。

(3)年龄因素:老年性骨质疏松是严重威胁老年人身心健康的常见疾病,病因未明,但与年龄有直接关系,可能主要与骨重建功能衰退、钙和维生素 D 缺乏、肠和肾对矿物质代谢紊乱及继发性甲旁亢等因素有关。维生素 D 缺乏在老年人中常见,特别是闭居在家和衰老的患者,由于阳光照射不足和皮肤功能衰退,随着年龄增长,紫外线作用下的皮肤合成维生素 D_3 减少。

(4)激素:绝经期女性的骨质疏松发病率为男性的 6 倍以上,主要由于雌激素缺乏所致。在原发性骨质疏松的发病机制中,调节钙磷代谢的内分泌激素如甲状旁腺激素、降钙素和 1,25-$(OH)_2D_3$ 等也起到了作用。

(5)生活方式和生活环境:足够的体力活动有助于提高骨峰值。成年后的体力活动是刺激破骨细胞的一种基本方式,活动过少者易发生骨质疏松。

(6)药物和放射性物质:可导致骨质疏松的药物很多,临床上最常见的是糖皮质激素、抗凝剂、抗惊厥药和甲氨蝶呤。放射性骨坏死是骨组织放射治疗中的一种严重并发症,表现为骨的愈合能力衰竭和自发性不可逆性骨组织坏死。

(7)其他因素:吸烟、酗酒、高蛋白高盐饮食、大量饮用咖啡、维生素 D 摄入不足和光照减少等均为骨质疏松的易患因素。长期卧床和失重也常导致骨质疏松。

(二)临床表现

1. 骨痛 是骨质疏松最常见、最主要的症状。以腰背痛多见,占疼痛患者的 70 %～80 %,疼痛沿脊柱向两侧扩散,仰卧或坐位时减轻,直立后伸或久立久坐时加剧,昼轻夜重。常于劳累或活动后加重,负重能力下降或不能负重。四肢骨折或髋部骨折时肢体活动明显受限,局部疼痛加重,有畸形或骨折的阳性征象。

2.身材缩短 是继腰背疼痛后出现的重要体征之一。常见于椎体压缩性骨折,可单发或多发,有或无诱因。患者发现或被人发现身材变矮,严重者伴脊柱后凸,但罕有神经压迫症状和体征。

3.骨折 常因轻微活动或创伤而诱发,通常于弯腰、负重、挤压或摔倒后发生骨折。多发部位为脊椎、髋部和前臂;但其他部位亦可发生,如肋骨、盆骨、肱骨甚至锁骨和胸骨等。脊椎压缩性骨折多见于绝经后患者,发生骨折后出现突发性腰痛。髋部骨折以老年性患者多见,通常于摔倒或挤压后发生;骨折部位多在股骨颈部(股骨颈骨折,完全性股骨颈骨折多需手术治疗,预后不佳)。如患者长期卧床,更加重骨质丢失,常因并发感染、心血管病或慢性衰竭而死亡。髋部骨折后一年内的病死率高达 50％,幸存者中有 50％～75％伴活动受限,生活自理能力明显下降或丧失。

4.被动体位 一般无脊髓或神经根压迫体征。胸椎压缩性骨折常导致胸廓畸形,可出现胸闷、气短、呼吸困难,甚至发绀等表现,肺活量、最大通气量下降,极易并发上呼吸道和肺部感染。胸廓严重畸形使心输出量下降,心血管功能障碍。

(三)辅助检查

1.实验室检查

(1)血钙、磷和碱性磷酸酶:在原发性骨质疏松症中,血清钙、磷以及碱性磷酸酶水平通常是正常的,骨折后数月碱性磷酸酶水平可增高。

(2)血甲状旁腺激素:应检查甲状旁腺功能除外继发性骨质疏松症。原发性骨质疏松症患者血甲状旁腺激素水平可正常或轻度升高。

(3)骨转换的标志物:骨质疏松症患者部分血清学生化指标可以反映骨转换(包括骨形成和骨吸收)状态,这些生化测量指标包括:骨特异的碱性磷酸酶(反映骨形成)、抗酒石酸酸性磷酸酶(反映骨吸收)、骨钙素(反映骨形成)、Ⅰ型原胶原肽(反映骨形成)、尿吡啶啉和脱氧吡啶啉(反映骨吸收)、Ⅰ型胶原的 N-C 末端交联肽(反映骨吸收)。

2.其他检查

(1)骨密度(BMD)测量:BMD 测量是目前诊断低骨量和骨质疏松的金标准,但采用不同的测量工具,得到的结果有一定出入。

(2)骨扫描:原发性骨质疏松症患者因骨代谢速度减慢,骨显像表现为骨摄取显像剂普遍减少,骨与软组织对比度下降,骨骼轮廓模糊。骨显像亦可显示骨质疏松并发的多发骨折的部位及因骨折而形成的骨骼畸形。

(四)治疗原则

1.一般治疗

(1)止痛:有疼痛者可给予适量非甾体抗炎药,如阿司匹林或吲哚美辛(消炎痛)、塞来昔布(celecoxib,西乐葆)等。如发生骨折,或遇顽固性疼痛(腰痛为主)时,考虑短期应用降钙素制剂,如鲑鱼降钙素注射液(密盖息)、依降钙素注射液(益盖宁)。

(2)矫形:有骨畸形者应局部固定或采用其他矫形措施防止畸形加剧,但效果并不满意。

(3)骨折的处理:有骨折者应给予牵引、固定、复位或手术治疗,同时应尽早辅以物理疗法和康复治疗,努力恢复运动功能。骨折患者要尽量少卧床、多活动,必要时由医护人员给予被动运动,以减少制动或废用所致的骨质疏松。

(4)补充蛋白质,改善营养状况:老年人由于蛋白质摄入不足常导致营养不良,建议老年人饮食宜富含蛋白质、低钠、高钙、高钾。

(5)避免使用致骨质疏松药物:长期使用抗癫痫药物可引起骨代谢的各种异常。一般酶诱导性药(如苯巴比妥、卡马西平)易使骨密度下降。因此,服用这些药物者应定期监测骨密度和血清维生素 D 水平。

(6)其他治疗:主要包括多种中医中药方法、从事户外活动、戒除烟酒、少饮咖啡,停用对骨质疏松防治不利的药物等。

2.补钙治疗 不论何种骨质疏松均应补充适量钙剂。一般每日钙摄入量应>1000 mg,除有目的地增加饮食钙含量外,尚可补充碳酸钙、葡萄糖酸钙、枸橼酸钙等制剂。按具体情况给予维生素 D 或其衍生物,帮助钙的吸收。

3.维生素 D 治疗 活性维生素 D 是一种骨代谢调节激素,可促进肠钙吸收,增加肾小管对钙的重吸收,升高血钙,抑制甲状旁腺激素(PTH)分泌。维生素 D 对骨骼的作用复杂,既可促进成骨又能抑制骨吸收,小剂量维生素 D 的主要作用是促进成骨细胞的分化与增殖。

4.补充雌孕激素。

5.降钙素治疗 主要有鲑鱼降钙素注射液、依降钙素注射液通过喷鼻或肌内注射使用,降钙素为多肽类物质,有过敏史或有过敏反应者慎用或禁用。应用降钙素制剂前需补充数日钙剂和维生素 D。长期应用者易发生"脱逸"现象,即随着用量的增加和疗程的延长,降钙素的作用逐渐减弱甚至消失。

6.二膦酸盐 是一类与钙有高度亲和力的人工合成化合物。其对骨代谢主要有两种作用:一是改变细胞形态学,抑制破骨细胞生成;二是与骨基质理化结合,直接干扰骨吸收。主要用于骨吸收明显增强的代谢性骨病,如变形性骨炎、多发性骨髓瘤、甲状旁腺功能亢进、肿瘤性高钙血症、骨纤维结构不良症、骨干发育不全、成骨不全、系统性肥大细胞增多症等。

(五)护理评估

1.评估患者有无骨痛、骨畸形和活动受限;有无手足抽搐、精神失常或失眠;有无多尿、口渴、夜尿增多、尿痛、血尿、腰痛等。体重有无改变及变化的特点。

2.既往史 有无长期消化道症状,如腹泻、便秘、食欲不振、偏食;有无精神失常、不能行走、身材变短、自发性骨折或反复骨折史。既往 X 射线检查是否发现过肾结石、异位钙化灶,是否有长期卧床史等。

3.了解饮食习惯、烟酒嗜好、生活和工作环境。有无氟骨症流行及其他重金属接触史等;有无服用抗惊厥药、抗癫痫药、利尿药、锂盐、铝盐、氟制剂及肾上腺皮质激素、甲状腺激素、雌激素和避孕药物史等。

4.心理社会方面 有无焦虑、抑郁情况。

(六)常见护理诊断/问题

1.慢性疼痛 与骨质疏松有关。

2.有受伤的危险 与骨质疏松易导致骨骼脆性增加有关。

3.躯体活动障碍 与疼痛、发生骨折有关。

(七)护理目标

1.住院期间患者主诉疼痛明显缓解。

2.患者未发生跌倒、坠床等意外。

3.患者日常生活需要得到满足/可在助行器帮助下进行活动。

（八）护理措施

1.疼痛的护理 疼痛是骨质疏松患者的主要症状之一,以关节疼痛和全身疼痛为主,严重影响患者生活质量。护理上除遵医嘱给予患者止痛药物外,同时从心理上给予疏导,分散患者注意力,可以起到一定的效果。

2.用药护理

（1）止痛药:一般采用非甾体抗炎药,如双氯芬酸缓释胶囊和双氯芬酸钠（扶他林）等。此类药物对胃有刺激作用,可以引起胃部不适或出现面部水肿等现象,治疗上可加用护胃药。肾功能不好的患者尽量避免使用尼美舒利胶囊。

（2）二膦酸盐

1）发热:有轻至中度的一过性发热,伴肌肉疼痛,体温38.0～39.4 ℃,给予物理降温及对乙酰氨基酚口服后,体温可下降,肌肉疼痛可缓解。对于发热的患者护士应向其解释发热的原因为药物的不良反应,停药后可自行缓解,解除患者的思想负担。

2）局部反应:静脉滴注时局部可出现疼痛、发红、肿胀、硬结、静脉炎、血栓性静脉炎等,因此应选用大静脉穿刺。给药过程中要随时巡视,观察药物反应,如出现上述症状应立即拔除重新穿刺。

3）其他:偶尔出现一过性无症状的白细胞计数减少。有些病变活动明显的患者可出现低钙血症,但多无症状,只要补充足够量的钙剂及维生素D即可预防。

3.饮食生活护理 针对骨质疏松患者钙质和维生素D缺乏的原因,应在饮食中增加钙元素,比如牛奶、骨头汤等含钙丰富的食物。同时增加光照时间,加强户外活动,促进人体的钙质吸收。强调卧床患者每天户外晒太阳两次,每次30 min。

4.预防并发症的护理 合并腰椎压缩性骨折的患者,要卧硬板床,在患者受伤椎体下垫一适当高度的软枕,使骨折椎体局部保持过伸位,以矫正压缩性骨折畸形。软枕应平整、干燥,以防压伤皮肤。卧床患者同时要预防其他并发症的发生。老年人由于抵抗力相对较差,容易发生上呼吸道感染,如果治疗护理不当,可出现肺炎等院内感染。鼓励患者常做深呼吸,指导有效咳嗽排痰,多喝水。护理人员定期为患者拍背排痰,对痰液黏稠者,可雾化吸入治疗。秋冬时节注意保暖,预防感冒。对股骨颈骨折手术限制活动的患者,在制动期间尽量在床上进行适当的功能锻炼。在患者病情许可时,指导患者尽早离床活动。卧床患者要预防尿路感染和便秘的发生,护理人员要鼓励患者多喝水,注意卫生,多食粗纤维食物,促进排便。

5.心理护理 患者会有焦虑、恐惧和缺乏安全感的心理,及时与患者家属沟通,取得理解,安排家属陪护,告知家属及患者病情、治疗和护理方案,取得合作,定期告知疾病的转归情况,针对患者出现的潜在心理问题提前做好防范措施。处处体现关心、同情和理解,同时给予心理支持,从而使患者很好地配合治疗护理。

6.健康教育

（1）保持健康良好的生活方式和饮食习惯:坚持适当的运动,多从事户外活动,适当地接受日光照射,获取足量的维生素D,同时对骨骼肌保持足够的机械性刺激。保持正确的姿势,不经常采取跪坐的姿势。

（2）运动:尽量避免外伤和各种不安全隐患的发生。尤其是退休后女性,在进行锻炼时要循序渐进,不要做强度过大的运动。年龄较小、身体状况较好的患者,可以做些负荷性运动,如:体操、排球、拉力器、哑铃、握力棒等;年龄较大、身体状况较差或已患有骨质疏松症的患者,适宜选择太极拳、散步、跳舞等活动。

(3)养成良好的生活习惯:戒除烟酒,少饮咖啡,避免过量进食较咸的食物,避免菠菜与豆腐、牛奶同食,以免影响钙的吸收。

三、高血压的护理

（一）概述

高血压是内分泌系统疾病常见的伴随症状,常见于原发性醛固酮增多症、嗜铬细胞瘤、库欣综合征,以及部分糖尿病、甲状腺功能亢进等患者。

（二）病因及发病机制

1.肾素-血管紧张素-醛固酮系统（RASS）　原发性醛固酮增多症患者 RASS 失衡,醛固酮水平升高,导致水钠潴留,患者血容量升高,导致血压升高。

2.疾病并发症　库欣综合征患者血皮质醇水平升高,引起潴钠排钾,血压升高。甲状腺功能亢进患者代谢加快,心脏收缩强而有力,交感神经过度兴奋,引起收缩压升高,舒张压下降,脉压增大。糖尿病合并肾脏并发症患者,肾功能不全引起血压升高。

3.激素水平　嗜铬细胞瘤患者血儿茶酚胺水平升高,引起血管收缩,血压升高。

（三）临床表现

1.血压持续性升高　一般收缩压高于 140 mmHg,舒张压高于 90 mmHg,可见于原发性醛固酮增多症,伴或不伴血钾降低。糖尿病患者可合并血脂异常等。一般口服钙离子拮抗剂、血管紧张素转化酶抑制剂等药物可控制血压。

2.血压阵发性升高　患者平时血压正常,在精神紧张、体位改变、大小便后出现血压骤升。血压常常可达到收缩压 200 mmHg,舒张压 150 mmHg 以上,见于嗜铬细胞瘤患者。一般降压药物很难控制,可口服 α 受体阻滞剂酚苄明控制血压。

（四）辅助检查

1.血压计监测血压

2.实验室检查　血液肾素-血管紧张素-醛固酮水平、肾功能、尿儿茶酚胺、血皮质醇水平。

3.其他检查　肾上腺 CT、垂体功能。

（五）治疗原则

1.手术治疗　肾上腺结节引起的原发性醛固酮增多症、库欣综合征、垂体瘤等,治疗以手术切除为首选。

2.药物治疗　服用钙离子拮抗剂、血管紧张素转化酶抑制剂、α 受体阻滞剂等药物控制血压。

（六）护理评估

1.病史　询问患者发生高血压的时间、伴随症状,有哪些疾病史,药物治疗史。

2.身体评估　在患者安静状态下测量血压,定时监测血压变化。

（七）常见护理诊断/问题

1.有受伤的危险　与高血压导致头晕、头痛及发生心脑血管意外等有关。

2.恐惧　与高血压导致心率加快、出现濒死感有关。

（八）护理目标

1.患者未发生跌倒、坠床等意外。

2.患者主诉恐惧感消失。

（九）护理措施

1.基础护理　为患者提供安静整洁的病房环境,温湿度适宜,光线明暗合适。合理安排患者外出检查及各种试验操作,限制家属探视,保证患者充足的休息睡眠时间。护士说话语气温柔,有耐心,音量放低。开关门窗动作轻缓,减少声音刺激,避免造成患者情绪波动。准确记录患者出入量变化。

2.饮食护理　遵医嘱给予患者低盐饮食,嘱患者避免进食高盐高脂饮食,如咸菜、油炸食品等,保证新鲜蔬菜、水果的摄取,保证大便通畅。避免进食浓茶、咖啡等含咖啡因的食物。

3.病情观察　监测患者血压变化。测量血压前嘱患者安静休息 30 min,尽量做到定血压计、定时、定上肢、定体位,保证测量结果的可靠性。嗜铬细胞瘤患者测量卧立位血压。当患者出现血压升高,或者头痛、头晕等病情变化时及时通知医生,做好相应的处理工作。当患者血压持续较高时,可遵医嘱备好心电监护仪、降压药、注射泵、抢救车等设备,必要时使用,同时密切观察患者有无头痛剧烈、意识障碍、偏瘫、胸痛、胸闷等心脑血管意外发生。

4.安全护理　患者高血压发作时应卧床休息,暂停外出检查项目。护士加强巡视,将生活必需品置于患者可触及范围,呼叫器置于患者手边,可协助患者进食、洗漱、排便等,必要时嘱家属陪伴。患者若处于恢复期,可协助患者床旁活动,避免衣裤过长,不穿拖鞋。保证地面无水渍、无杂物。患者改变体位时应动作缓慢,不要过猛;排便后应慢慢起身,待适应后再活动,不要憋尿,以免诱发血压升高。

5.心理护理　患者患病后会出现焦虑、紧张等情绪,这些不良情绪往往会加重高血压的发生,如不疏导会导致疾病的恶性循环。因此护士应耐心反复地向患者解释高血压发生的原因、诱发因素等,帮助患者放松心情,建立信心,配合治疗。护士在日常交流中态度柔和,护理工作细致到位,交谈时避免语气直白,导致患者不必要的紧张和误解。鼓励患者多与家属及周围人进行沟通,多进行倾诉,排解心中不良情绪。嘱家属有要耐心,理解患者的情绪变化,让患者获得更多的家庭支持。

四、乏力的护理

乏力是内分泌科常见的症状之一,是一种非特异性症状,主要来自患者的自身感受。

（一）病因及发病机制

1.血钾降低　常见于原发性醛固酮增多症、库欣综合征、肾小管酸中毒等患者。钾是维持细胞正常电生理的主要阳离子,保证肌肉神经的正常功能。当血钾降低时肌肉兴奋性减低,患者可出现肌无力或活动后乏力。

2.负氮平衡　见于库欣综合征、糖尿病患者。

3.高代谢状态　见于甲状腺功能亢进症、嗜铬细胞瘤患者。

（二）护理评估

1.病史　询问患者乏力发生的时间,有无规律,有无明显诱因,是否可进行正常的日常活动。

2.身体评估　评估患者肌力、肌张力等。

（三）常见护理诊断/问题

活动无耐力与疾病导致肌肉无力、血钾低有关。

（四）护理目标

患者主诉活动耐力增加/活动时间延长。

（五）护理措施

1.基础护理　嘱患者尽量卧床休息，外出检查时坐轮椅并有专人陪伴。护士加强巡视，日常物品、呼叫器等置于触手可及处。必要时协助患者如厕、洗漱。

2.饮食护理　对于甲状腺功能亢进患者可进食高热量、高蛋白、高维生素饮食，每日进食足够的碳水化合物，以保证身体需要。库欣综合征、原发性醛固酮增多症患者可进食含钾丰富的饮食如橘子，血糖不高者可进食香蕉等，进食优质蛋白，如牛奶、鱼虾等。

3.疾病护理　根据患者病情，遵医嘱给予补钾、抗甲亢等药物，检测相应项目的变化。

4.安全护理　嘱患者活动时穿大小合适的鞋子，衣裤避免过长，病房内活动时可专人陪伴或扶墙行走，避免跌倒。病房地面无水渍，无杂物。

五、肥胖的护理

肥胖是指实际体重超过标准体重 20 ％或体重指数大于等于 25 kg/m²。

（一）病因及发病机制

1.饮食习惯　患者长期进食高糖、高热量食物，如油炸食品、肉类食物、糖果、含糖饮料等。

2.饮食过量　患者进食量较大或次数多，如胰岛素瘤患者为纠正低血糖需要频繁进食高热量食物。

3.活动减少　患者可由于疾病或其他原因导致活动量减少，热量消耗减低引起肥胖。

4.遗传因素　有肥胖家族史。

5.激素水平　血皮质醇水平升高导致患者体重增加，出现向心性肥胖。

（二）临床表现

1.均匀性肥胖　脂肪分布均匀，表现为四肢及躯干部均匀性肥胖，也可有腹型肥胖和臀型肥胖。幼年期发病的患者脂肪细胞数量增多，常导致终身肥胖，有时可有外生殖器发育迟缓；成年发病者脂肪细胞数量不变，但胞体肥大。

2.向心性肥胖　脂肪分布有显著性特点，见于库欣综合征患者，表现为躯干部肥胖、满月脸、水牛背、悬垂腹，四肢纤细。

（三）治疗原则

1.饮食运动治疗　通过合理饮食，控制热量摄入，以及科学运动帮助患者减重。

2.药物治疗　通过抑制食欲、增加能量消耗达到减肥目的。代表药物有二甲双胍、西布曲明等。

3.手术治疗　吸脂术、胃部分切除术、胃约束带。

（四）护理评估

1.病史　评估患者既往史，是否有糖尿病、代谢综合征等疾病，是否有家族肥胖病史。

2.身体评估　身高、体重、体重指数（BMI）、皮下脂肪厚度、臀围、腰围。

（五）常见护理诊断/问题

1.营养失调（高于机体需要量）　与进食增加、活动减少、遗传及内分泌调节紊乱等有关。

2. 身体意象紊乱　与肥胖导致外貌改变有关。

3. 部分生活自理缺陷　与肥胖导致部分活动障碍有关。

4. 睡眠剥夺　与肥胖引起呼吸睡眠暂停有关。

（六）护理目标

1. 患者饮食规律、食量下降、体重下降。

2. 患者用语言或行为表现出对外貌的接受，重新建立对自我的认识。

3. 患者日常生活需要得到满足。

4. 患者夜间睡眠质量良好，呼吸睡眠暂停得到改善，日间精神良好。

（七）护理措施

1. 基础护理　保证患者床单干净整洁，及时更换病员服。对于严重超重的患者，要协助其完成日常生活护理，如洗头、泡脚、漱口、如厕等，必要时帮助其擦身，尤其是皮肤褶皱处。可根据情况给以会阴冲洗，防止泌尿系感染。

2. 安全护理　活动时应穿大小合适的运动鞋，衣裤长短适宜。病室内地面无水渍杂物。患者卧床时应给予床挡保护，防止坠床发生。肥胖患者一般会存在呼吸睡眠暂停，护士夜间应加强巡视，观察患者睡眠情况，必要时遵医嘱予低流量吸氧或呼吸机辅助呼吸，防止低氧血症发生。

3. 饮食护理

（1）计算摄入量：根据患者身高计算患者的标准体重，再根据标准体重及日常活动量计算每日摄入热卡数。

（2）与患者共同制订饮食计划：单纯肥胖患者可制订合理的减肥计划和目标。饮食计划应为患者能够接受并能长期坚持的个体化方案。护士监督和检查计划的实施情况。

（3）饮食以低盐低脂为主，营养搭配合理：碳水化合物、蛋白质、脂肪比例分别占 60 %、10 %～15 %、25 %～30 %，并进食足够量的新鲜水果和蔬菜。

（4）禁食高热量饮食：如油炸食物、巧克力糖果、坚果类、肥肉、含糖果汁、方便面等。多进食绿叶蔬菜、新鲜水果，可增加胡萝卜、芹菜、黄瓜、西红柿、苹果等低热量饮食以增加饱腹感，保证大便通畅。

（5）多饮水，禁饮高浓度酒。

（6）指导患者养成良好的饮食习惯：教导患者改变不良饮食行为，忌暴饮暴食。可增加咀嚼次数、减慢进食速度；进食时保证注意力集中，避免看电视、看报纸、聊天。对于因焦虑、抑郁等不良情绪导致进食量增加的患者，应针对其心理问题给予疏导，帮助其克服进食冲动。

4. 运动护理

（1）鼓励患者适量活动：根据患者年龄、身体状况、病情等共同制订个体化运动方案，以帮助其减轻体重。活动最好以慢跑、散步、游泳、打拳等有氧运动为主，避免进行对膝、腰、肩等关节损伤较大的运动项目，如跳绳、爬楼梯等。

（2）运动量：以患者耐受为宜，运动前做好热身运动，时间以 5～10 min 为宜。运动量循序渐进，活动后如出现心慌、胸闷等症状应及时联系医护人员。

（3）糖尿病患者应进行规律运动，运动前最好测量血糖水平，并随身携带糖果，防止低血糖发生。

5. 心理护理　肥胖患者尤其是女性患者，会因为外貌改变、穿着改变而产生自卑、抑郁的心理,库欣综合征患者尤为严重。患者往往拒绝社交活动,少言,易与周围人甚至家人出现争吵等过激行为。护士在护理过程中应语气温柔,耐心倾听,并加强与患者的交流,通过对肥胖产生的原因、减肥的方法、疾病治疗及转归的健康教育,让患者建立信心和恒心,配合治疗。指导患者进行得体的自身修饰,加强自身修养,提高自身内在素质,帮助患者正确对待问题。鼓励家属为患者提供有力的家庭支持与精神鼓励。

6.健康宣教 对患者进行肥胖相关的健康教育,使其了解肥胖的危害。如肥胖与心脑血管疾病、高血压、高血脂、糖尿病密不可分。合理饮食和科学运动对健康的重要性,教导患者持之以恒的重要性,短暂、间歇性运动对减肥无任何效果。鼓励患者家属参与减肥计划。

六、消瘦的护理

消瘦是指摄入的营养低于机体需要,实际体重低于标准体重的 20 % 或体重指数小于 18.5 kg/m² 。常见于甲状腺功能亢进症、1 型与 2 型糖尿病(非肥胖症)、肾上腺皮质功能减退症、嗜铬细胞瘤、内分泌系统恶性肿瘤、神经性厌食等。

(一)病因及发病机制

1.营养摄入不足 可见于佝偻病、神经性厌食、肾上腺皮质功能减退症。

2.营养消化、吸收、利用障碍 可见于糖尿病、胰腺肿瘤。

3.营养需要或消耗增加 可见于甲状腺功能亢进、嗜铬细胞瘤、内分泌系统恶性肿瘤。

(二)护理评估

1.病史 评估患者既往史,是否有甲状腺功能亢进、糖尿病、嗜铬细胞瘤、内分泌恶性肿瘤等疾病。

2.身体评估 身高、体重、BMI、皮下脂肪厚度、臀围、腰围。

(三)常见护理诊断/问题

1.营养失调(低于机体需要量) 与疾病导致的摄入不足、消化或吸收障碍、消耗增加有关。

2.活动无耐力 与疾病导致身体疲乏有关。

(四)护理目标

1.患者体重增加。

2.患者主诉活动耐力增加/活动时间延长。

(五)护理措施

1.基础护理 保证病室内环境干净整洁,光线明暗适宜,温湿度适宜,为患者提供安静的睡眠环境,嘱患者尽量卧床休息。减少人员走动,嘱家属减少探视。必要时外出检查专人陪同。日常用品及呼叫器置于触手可及处。护士协助患者完成日常生活护理,及时更换衣物。绝对卧床的患者应协助其每 2 小时定时翻身,按摩骨突处皮肤,足跟等部位可垫软枕,必要时骨突处予康惠尔贴外贴保护,避免长时间挤压造成局部缺血,引起压疮。

2.安全护理 保证病室地面无水渍杂物,衣裤长短适宜。将患者安排在靠近卫生间的床位,合理安排患者检查检验项目,必要时推轮椅外出。

3.饮食护理 为患者提供高热量、高蛋白、易消化饮食,饮食做到营养均衡,色香味俱全。进食量宜由少渐多,开始时少食多餐,以后逐渐增加进食量并减少进食次数,最终过渡到正常饮食。可适量增加新鲜蔬菜和水果的摄入。糖尿病患者注意每日饮食摄入热量。

4.心理护理　对于神经性厌食的患者应向其解释维持标准体重的重要性,介绍消瘦对身体产生的危害。帮助患者建立正确的健康观念,指导患者建立良好的饮食习惯,避免偏食、厌食和过度节食。对于由于疾病导致消瘦的患者,应向其解释疾病导致消瘦的原因,使其能够积极配合治疗,帮助其制定合理的膳食计划,有效补充营养摄入。

七、多尿的护理

多尿是指成人持续每日尿量大于 2500 mL。

(一)病因及发病机制

1.尿崩症患者由于抗利尿激素缺乏或作用不足引起尿液增多。

2.糖尿病患者血糖升高导致溶质性利尿,引起排尿增多。

3.甲状旁腺功能亢进症患者血钙升高损害肾小管,导致重吸收障碍,引起多尿。

(二)护理评估

1.病史　有无糖尿病、高钙血症等。

2.评估患者每日尿量,尿液颜色、性质等。

(三)护理诊断

睡眠形态紊乱与夜间排尿次数多有关。

(四)护理目标

患者夜间可连续睡眠,日间精神好。

(五)护理措施

1.基础护理　为患者安排靠近卫生间的床位,保证地面无水渍杂物,为患者提供足量的饮用水,及时更换干净的衣服。

2.病情观察　准确记录患者 24 h 出入量及日、夜尿量情况,监测体重变化。观察患者尿糖、尿渗透压的变化。患者有无口唇干瘪等脱水症状,有无嗜睡、反应迟钝、昏迷等血渗透压升高表现,及时通知医生。

八、便秘的护理

便秘是内分泌常见症状,主要是指排便次数减少、粪便量减少、粪便干结、排便费力等。有些患者排便次数<3 次/周,严重者 2~4 周排便一次。有些患者每日排便数次,但排便困难,每次排便时间可达到 30 min,粪便坚硬且数量极少。

(一)病因及发病机制

1.内分泌系统肿瘤　肾上腺肿物、嗜铬细胞瘤等腹腔内肿物压迫肠道引起便秘。嗜铬细胞瘤患者儿茶酚胺水平升高,甲状旁腺功能亢进患者血钙升高,均可抑制胃肠蠕动,引起便秘。

2.尿崩症　患者若入量不足也可导致便秘发生。

3.活动减少　低磷骨软化症、骨折患者长期卧床导致胃肠蠕动减慢。

(二)护理评估

1.病史　既往有无腹部手术史、肿瘤病史。

2.评估患者排便频率、方式,是否应用缓泻剂;有无腹胀、腹痛、恶心、嗳气等伴随症状。

（三）常见护理诊断/问题

便秘　与肿物压迫肠道及疾病导致胃肠蠕动减弱有关。

（四）护理目标

患者主诉排便间隔减小，无排便费力感。

（五）护理措施

1.基础护理　保证病室内环境安静整洁，减少人员走动。活动受限的患者为其提供隐私和舒适的排便环境，协助患者如厕或使用便盆，同时做好安全措施，使用床挡保护，并备好床旁呼叫器。

2.饮食护理　对于腹胀便秘患者应嘱其进食高纤维饮食，刺激胃肠蠕动，如芹菜、韭菜及带皮的新鲜水果、粗粮等，避免进食产气食物，如豆类、牛奶等。每日可按摩腹部，适量进行活动，促进肠蠕动，多饮水。

3.安全护理　嘱患者避免长时间排便，防止痔疮发生。下蹲起身时应动作缓慢，避免直立性低血压发生。

4.健康宣教　肿物压迫引起便秘患者应尽量避免用力排便，可及时联系医护人员予缓泻药物帮助排便。嗜铬细胞瘤患者保持大便通畅，防止诱发高血压及其他心脑血管意外发生。向患者解释预防便秘的重要性，养成规律排便的习惯。

九、腹泻的护理

腹泻是一种常见临床症状，是指排便次数明显增多超过平日习惯，粪便稀薄，水分增加。每日排便量超过 200 g，或含未消化的食物、脓血、黏液等。腹泻常伴有排便急迫感、肛门不适、失禁等。

（一）病因及发病机制

1.内分泌系统疾病　见于甲状腺功能亢进、胰腺内分泌肿瘤患者。

2.药物不良反应　二甲双胍等降血糖药；奥曲肽等生长抑素类药物。

（二）护理评估

1.病史　询问患者有无不洁饮食史，有无服用缓泻药物、降血糖药等，有无甲亢等疾病。

2.评估患者每日排便次数、性状，有无腹痛、里急后重，粪便中有无脓血、黏液等。

（三）常见护理诊断/问题

1.腹泻　与疾病导致消化吸收不良及药物不良反应有关。

2.有体液不足的危险　与腹泻导致大量脱水有关。

3.潜在并发症　电解质紊乱。

（四）护理目标

1.患者主诉排便次数减少，大便性状改善。

2.患者无口唇干瘪、眼球凹陷等脱水症状。

3.患者未出现电解质紊乱/发生电解质紊乱后可配合医生及时纠正。

（五）护理措施

1.基础护理　保证病室内环境安静整洁，地面无水渍杂物。避免人员走动，为患者提供舒适的睡眠环境，保证睡眠时间充足。将常用物品及呼叫器置于患者触手可及处。观察患者肛周皮肤情况，必要时可协助患者温水清洗，如出现皮肤淹红、破溃等，应遵医嘱给予药物外涂,随时保持肛周皮肤干燥、清洁。

2.饮食护理　嘱患者进食高热量且营养均衡的膳食,避免进食粗纤维饮食,加重病情。保证碳水化合物、脂肪、蛋白质的摄入充足。进食同时注意补充水分及电解质,鼓励进食富含钾和钠的食物,如香蕉、橘子等。糖尿病患者应按标准体重摄入热量,防止高糖、高热量饮食。

3.安全护理　患者尽量卧床休息,防止发生跌倒、坠床。衣裤长短适宜,避免穿拖鞋等外出。

4.健康教育　口服降血糖药引起腹泻患者可嘱其餐中或餐后口服,情况未改善者应遵医嘱停止服用。

十、其他内分泌疾病相关症状的护理

（一）内分泌常见症状

1.多毛　全身性多毛见于先天性肾上腺皮质增生、库欣综合征、高雄激素血症等。

2.色素沉着　由于表皮基底层的黑色素增多,以致皮肤色泽加深成为色素沉着。多见于肾上腺皮质疾病的患者,尤以摩擦处、掌纹、乳晕、瘢痕处明显。肥胖症合并胰岛素抵抗患者可有黑棘皮症。伴全身性色素沉着的内分泌系统疾病有原发性肾上腺皮质功能减退症、先天性肾上腺皮质增生症、ACTH 依赖性库欣综合征。

3.面容改变　甲亢患者可表现为突眼、颈部增粗,库欣综合征患者可出现向心性肥胖、痤疮,Paget 骨病患者可表现为颌面部骨骼畸形,肢端肥大症患者可出现口唇增粗、下颌宽大等。病理性痤疮见于库欣综合征、先天性肾上腺皮质增生症等。

4.身高异常　身材矮小见于侏儒、呆小病患者;身材过高见于巨人症患者。

（二）护理评估

1.评估患者引起体型外貌发生改变的原因,发生的时间,评估包括身高、毛发改变及分布、痤疮、突眼、色素沉着等。

2.有无焦虑、抑郁、自卑等心理改变,是否造成工作、学习、人际交往的困难,是否治疗等。

（三）常见护理诊断/问题

身体意象紊乱　与疾病导致外貌改变有关。

（四）护理目标

患者用语言或行为表现出对外貌的接受,重新建立对自我的认识,社会交往增多。

（五）护理措施

1.心理护理　患者在接受身体发生疾病的同时还要面对体型容貌的改变,一般会产生自卑、抑郁、焦虑的情绪,不愿与外界交流,甚至包括家人。护士应密切留意患者的情绪变化,通过护理治疗、健康宣教等机会多与其进行沟通,帮助患者敞开心扉,说出内心实际感受,以建立对护士的信任。交流时语气温柔亲切,耐心倾听。通过宣教向患者讲解疾病相关知识,使其了解外形的改变与疾病有关,部分体征可经过治疗得到恢复或改善,消除其紧张情绪,树立信心,积极配合治疗。取得家属的支持与配合,引导患者重新建立乐观向上的心态,避免使用负面语言。教育周围人群不要歧视患者,避免伤害其自尊。随时观察患者的心理状态,预防自伤甚至自杀的行为,必要时安排心理医生给予心理疏导。鼓励患者多进行适当的社交活动,参加各种兴趣培养班,建立自己的社交圈子。

2.健康宣教　指导患者根据自身情况进行适当修饰,甲亢突眼患者可佩戴深色墨镜;毛

发稀疏患者可戴帽子或假发。恰当的修饰可以增加心理舒适和美感。对于痤疮患者建议其不要挤弄，避免感染。不要使用碱性过强的洗面奶，不要涂抹油性大的护肤品，尽量避免化妆，以免造成毛孔阻塞。

第二节　单纯性甲状腺肿的护理

单纯性甲状腺肿(simple goiter)，也称非毒性甲状腺肿(nontoxic goiter)，是指非炎症、非肿瘤原因导致的不伴有临床甲状腺功能异常的甲状腺肿。本病可呈地方性分布，也可呈散发性分布。散发性甲状腺患者约占人群的 5 ％，女性发病率是男性的 3～5 倍。当某一地区儿童中单纯性甲状腺肿的患病率超过 10 ％时，称为地方性甲状腺肿。

一、病因

1.缺碘　是地方性甲状腺肿的主要原因。碘是甲状腺合成甲状腺激素(TH)的重要原料之一，山区、高原和内陆水源与饮食中碘含量不足，不能满足机体对碘的需要，导致 TH 的合成减少。

2.TH 合成或分泌障碍　①摄碘过多：可抑制 TH 的合成和释放，导致甲状腺肿(高碘性甲状腺肿)，如沿海地区；②致甲状腺肿的物质或药物，食物如卷心菜、菠菜、萝卜、核桃，某些药物如硫脲类药物、硫氰酸盐、保泰松、碳酸锂等可阻碍 TH 合成引起甲状腺肿；③先天性 TH 合成障碍：由于某些酶的缺陷影响 TH 的合成或分泌，从而引起甲状腺肿；④甲状腺先天发育缺陷，如甲状腺一叶缺如，在青春发育期时容易致甲状腺代偿性增生肥大。

3.TH 需要量增加　在青春期、妊娠期、哺乳期，机体对 TH 的需要量增加，可出现相对性缺碘而致生理性甲状腺肿。

二、护理评估

（一）健康史

详细了解患者的出生地及生活环境，了解当地饮食中是否缺碘，询问患者家族中有无类似疾病发生。

（二）身体状况

1.甲状腺肿大　早期甲状腺呈轻度或中度弥漫性肿大，表面光滑、质地较软、无压痛，不伴其他症状。随着病情缓慢发展，甲状腺进一步肿大，常形成多发性结节。

2.压迫症状　甲状腺显著肿大时可引起压迫症状，如压迫气管出现呼吸困难，压迫食管引起吞咽困难，压迫喉返神经引起声音嘶哑。胸骨后甲状腺肿可引起上腔静脉回流受阻，出现面部青紫、肿胀，颈、胸部浅静脉扩张等。

3.其他　病程较长者，甲状腺内形成的结节可有自主 TH 分泌功能，并可出现自主性功能亢进。在地方性甲状腺肿流行地区，如严重缺碘，可出现地方性呆小病，表现为呆、小、聋、哑、瘫。

（三）辅助检查

1.甲状腺功能检查　血清总三碘甲腺原氨酸(TT_3)、血清总甲状腺素(TT_4)正常或偏低，TT_4/TT_3 的比值常增高。血清 TSH 水平一般正常。

2.血清甲状腺球蛋白(Tg)　测定 Tg 水平增高,增高的程度与甲状腺肿的体积呈正相关。

3.甲状腺摄碘率^{131}I 及 T_3 抑制试验　甲状腺摄碘率增高但无高峰前移,可被 T_3 所抑制。当甲状腺结节有自主功能时,可不被 T_3 抑制。

4.B超检查　是确定甲状腺肿的主要检查方法,并有助于发现有无甲状腺结节存在。

(四)心理-社会状况

了解患者引起身体外形改变的原因,发生改变的时间,有无焦虑、自卑、抑郁等心理变化,是否影响人际交往和社交活动等。

(五)处理原则

1.碘剂治疗　由碘缺乏所致者,应补充碘剂。在地方性甲状腺肿流行地区可采用碘化食盐防治。因摄入致甲状腺肿物质者,停用后甲状腺肿一般可自行消失。成年人,特别是结节性甲状腺肿患者,应避免大剂量碘治疗,以免诱发碘甲状腺功能亢进症。

2.甲状腺制剂治疗　无明显原因的单纯性甲状腺肿的患者,可采用甲状腺制剂治疗,以补充内源性 TH 的不足,抑制 TSH 的分泌。一般采用左甲状腺素(L-T_4)或甲状腺干粉片口服。

3.手术治疗　单纯性甲状腺肿一般不宜手术治疗。当出现压迫症状,药物治疗无好转,结节性甲状腺肿继发功能亢进或疑有癌变时应手术治疗,术后需长期用 TH 替代治疗。

三、常见护理诊断/问题

1.自我形象紊乱　与甲状腺肿大致颈部增粗有关。
2.潜在并发症　呼吸困难、声音嘶哑、吞咽困难等。
3.知识缺乏　缺乏使用药物及正确的饮食方法等知识。

四、护理目标

患者能了解本病的病因及治疗方法,接受现实,正确对待身体外形的改变。

五、护理措施

1.病情观察　观察患者甲状腺肿大的程度、质地,有无结节及压痛,颈部增粗的进展情况。若结节在短期内迅速增大,应警惕恶变。

2.用药护理　观察甲状腺药物治疗的效果和不良反应。如患者出现心动过速、呼吸急促、食欲亢进、怕热多汗、腹泻等甲状腺功能亢进症表现,应及时汇报医师处理。结节性甲状腺肿患者应避免大剂量使用碘治疗,以免诱发碘甲状腺功能亢进症。

3.心理护理

(1)提供心理支持:①多与患者接触和交流,鼓励患者表达其感受,评估患者对其身体变化的感觉及认知,耐心倾听,交谈时语言要温和;②讲解疾病的有关知识,给患者提供有关疾病的资料和治疗成功患者的资料,向患者说明身体外形的改变是疾病发生、发展过程的表现,只要积极配合检查和治疗,部分改变可恢复正常。使其明确治疗效果及转归,消除紧张情绪,树立自信心。

（2）恰当修饰，可以增加患者心理舒适度和美感。

（3）建立良好的家庭互动关系，鼓励家属主动参与患者的护理，以减轻患者内心焦虑。

（4）促进患者社会交往。

六、健康指导

1.疾病预防　我国是碘缺乏病较严重的国家之一。1979 年起，国家立法在碘缺乏病地区推行食盐加碘，使碘缺乏病得到有效控制。1996 年起，我国采用全民食盐碘化的方法防治碘缺乏病。此外，在妊娠、哺乳、青春发育期应增加碘的摄入，以预防本病的发生。

2.饮食指导　指导患者多进食含碘丰富的食物，如海带、紫菜等海产类食品，并食用碘盐，以预防缺碘所致地方性甲状腺肿；避免摄入大量卷心菜、花生、菠菜、萝卜等。

3.用药指导　嘱患者按医嘱服药，使用甲状腺制剂时应坚持长期服药，以免停药后复发。使其学会观察药物疗效及不良反应，如出现心动过速、呼吸急促、食欲亢进、怕热多汗、腹泻等甲状腺功能亢进症表现，应及时就诊。提醒患者避免服用硫氰酸盐、保泰松、碳酸锂等阻碍 TH 合成的药物。

七、护理评价

患者是否了解本病病因及治疗方法，能否接受疾病的现实，能否正确对待身体外形的改变。

第三节　甲状腺功能亢进症的护理

甲状腺功能亢进症（hyperthyroidism），简称甲亢，是指甲状腺激素（TH）过多而引起的甲状腺毒症。按其发病的原因可分为弥漫性毒性甲状腺肿（Graves 病，简称 GD）、结节性毒性甲状腺肿和甲状腺自主高功能腺瘤。其中，GD 是甲状腺功能亢进最常见的病因。男女比例为 1：4～6，高发年龄为 20～50 岁。

一、病因

目前本病的病因尚未完全阐明，但公认其发生与自身免疫有关，是自身免疫性甲状腺疾病的一种特殊类型，属于自身免疫性疾病。

1.遗传因素　有显著的遗传倾向，目前发现它与组织相容性复合体（MHC）基因相关。

2.免疫因素　本病在感染、精神创伤等因素作用下，诱发体内免疫功能紊乱。最明显的体液免疫特征是在患者的血清中存在甲状腺细胞 TSH 受体的特异性自身抗体，即 TSH 受体抗体（TRAb）。另外，患者外周血及甲状腺内 T 淋巴细胞数量的增多和功能的改变，以及浸润性突眼等主要与细胞免疫有关。

3.环境因素　环境因素对本病的发生发展有重要影响。如精神刺激、细菌感染、应激和性激素、锂剂的应用等，可能是疾病发生和病情恶化的重要诱因。

二、护理评估

(一)健康史

详细询问患者患病的起始时间,主要症状及其特点,如有无疲乏无力、怕热、多汗、低热、多食、消瘦、急躁易怒,是否排便次数增多,有无心悸、胸闷、气短等。询问有无甲状腺危象征兆,如有无高热、大汗、心动过速、烦躁不安、谵妄、呼吸急促、恶心、呕吐、腹泻。询问有无感染、口服过量 TH 制剂、严重精神创伤等诱发因素。询问患病后检查和治疗经过,目前用药情况和病情控制情况等。对育龄妇女要注意询问患者的月经和生育情况。

(二)身体状况

多数患者起病缓慢,少数在感染或精神创伤等应激反应后急性起病。典型表现有甲状腺毒症、甲状腺肿及眼征,老年和小儿患者表现多不典型。

1.甲状腺毒症表现

(1)高代谢综合征:由于甲状腺激素分泌增多导致交感神经兴奋性增强和新陈代谢加速,患者常有疲乏无力、怕热多汗、易饥多食、消瘦等症状,危象时可有高热。

(2)精神神经系统:神经过敏、多言好动、焦躁易怒、紧张不安、失眠、记忆力减退、注意力不集中,有时有幻觉甚至精神分裂症表现。可有手、眼睑和舌震颤,腱反射亢进,偶尔表现为淡漠、寡言。

(3)心血管系统:表现为心悸、气短、胸闷,严重者可发生甲状腺功能亢进性心脏病。常见体征有心率加快;心尖部可闻及第一心音亢进,Ⅰ~Ⅱ级收缩期杂音;心律失常,以心房颤动最为常见;心脏增大;收缩压增高和舒张压降低导致脉压增大,可出现周围血管征。心率加快和脉压增大是判断病情和治疗效果的重要标志。

(4)消化系统:食欲亢进、多食消瘦。老年患者可有食欲减退、畏食等表现。因甲状腺激素可促使胃肠蠕动加快,导致消化吸收不良而排便次数增多,可为糊状大便。重者可有肝大及肝功能异常,偶有黄疸。

(5)肌肉与骨骼系统:周期性瘫痪,多见于青年男性,常在剧烈运动、高碳水化合物饮食、注射胰岛素等情况下诱发,主要累及下肢,伴有低血钾。部分患者有甲状腺功能亢进性肌病、肌无力及肌萎缩,也可伴发重症肌无力。甲状腺功能亢进症可影响骨骼脱钙而发生骨质疏松,还可发生指端粗厚,外形似杵状指。

(6)生殖系统:女性常有月经减少或闭经。男性有勃起功能障碍,偶有乳房发育。

(7)造血系统:外周血白细胞计数偏低,分类淋巴细胞比例增加,单核细胞数增多。血小板寿命较短,可伴发血小板减少性紫癜。

2.甲状腺肿 多数患者有不同程度的甲状腺肿大,常为弥漫性、对称性肿大,质软、无压痛,久病者质地较韧。肿大程度与甲状腺功能亢进症病情轻重无明显关系。甲状腺上下极可触及震颤,闻及血管杂音,为本病重要的体征。

3.眼征 眼部表现分为两类:一类为单纯性突眼,另一类为浸润性突眼。

单纯性突眼与交感神经兴奋性增高有关,其眼征通常表现为:①突眼度不超过 18 mm;②瞬目减少,眼神炯炯发亮;③上眼睑挛缩,睑裂增宽;④双眼向下看时,由于上眼睑不能随眼球下落,出现白色巩膜;⑤眼球向上看时,前额皮肤不能皱起;⑥眼球辐辏不良。

浸润性突眼与眶后组织的自身免疫性炎症有关。除上述眼征外,常有眼睑肿胀肥厚,结膜充血水肿;眼球显著突出,突眼度超过 18 mm,且左右眼突眼度可不相等(相差>3 mm),眼球活动受限。患者自诉视力下降、异物感、畏光、复视、斜视、眼部胀痛、刺痛、流泪。严重者眼球固定,眼睑闭合不全,角膜外露易导致溃疡发生及全眼球炎,甚至失明。

（三）辅助检查

1.基础代谢率测定　测定基础代谢率宜在清晨、空腹、完全安静时进行。常用计算公式为:基础代谢率(%)=(脉压+脉率)-111,正常值为±10 %,轻度甲状腺功能亢进为+20 %～+30 %,中度甲状腺功能亢进为+30 %～+60 %,重度甲状腺功能亢进为+60 %以上。

2.血清甲状腺激素测定

（1）血清游离甲状腺素(FT_4)与游离三碘甲腺原氨酸(FT_3):直接反映甲状腺功能状态,是临床诊断甲状腺功能亢进症的首选指标。

（2）血清总甲状腺素(TT_4):是判定甲状腺功能最基本的筛选指标。

（3）血清总三碘甲腺原氨酸(TT_3):为早期 GD 治疗中疗效观察及停药后复发的敏感指标,也是诊断 T_3 型甲状腺功能亢进的特异性指标。

3.促甲状腺激素(TSH)测定　血清 TSH 浓度的变化是反映甲状腺功能最敏感的指标。

4.促甲状腺激素释放激素(TRH)兴奋试验　GD 时,血中 T_3、T_4 增高,反馈抑制 TSH,故 TSH 细胞不被 TRH 兴奋。当静脉注射 TRH 400 μg 后 TSH 升高者可排除本病,若 TSH 不增高则支持甲状腺功能亢进症的诊断。

5.甲状腺[131]I 摄取率　是诊断甲状腺功能亢进症的传统方法,不能反映病情严重程度与治疗中的病情变化,目前已被激素测定技术所代替。本方法主要用于鉴别不同病因的甲状腺功能亢进症。

6.三碘甲腺原氨酸(T_3)抑制试验　用于鉴别单纯性甲状腺肿和甲状腺功能亢进症,也有学者提出本试验可作为抗甲状腺药物治疗甲状腺功能亢进症的停药指标。

7.甲状腺刺激性抗体(TSAb)测定　是诊断 GD 的重要指标之一。未经治疗的 GD 患者血中 TSAb 阳性检出率可达 80 %～100 %,有早期诊断意义,可判断病情活动、复发,还可作为治疗停药的重要指标。

8.影像学检查　超声、放射性核素扫描、CT、MRI 等有助于甲状腺、异位甲状腺肿和球后病变性质的诊断,可根据需要选用。

（四）心理-社会状况

了解患者患病后对日常生活的影响,是否有睡眠、活动量及活动耐力的改变。注意评估患者有无焦虑、恐惧、多疑等心理变化,患者及家属对疾病知识的了解程度,患者所在社区的医疗保健服务情况等。

（五）处理原则

目前尚不能对 GD 进行病因治疗。主要治疗方法包括抗甲状腺药物(antithyroid drugs,ATD)、[131]I 治疗和手术治疗三种。

1.抗甲状腺药物治疗

（1）适应证:①病情轻、中度患者;②甲状腺轻度至中度肿大者;③年龄在 20 岁以下,或孕妇、高龄,或由于其他严重疾病不宜手术者;④手术前或放射性[131]I治疗前的准备;⑤手术后复发而不宜放射性[131]I治疗者。

(2)常用药物:常用的抗甲状腺药物分为硫脲类和咪唑类两类。硫脲类有甲硫氧嘧啶及丙硫氧嘧啶(PTU);咪唑类有甲巯咪唑(MMI)和卡比马唑(CMZ),比较常用的是 PTU 和 MMI。一般优先选用 MMI,但由于 PTU 半衰期短,起效较 MMI 迅速,且有抑制外周组织 T_4 转换成 T_3 的作用,故严重病例或甲状腺危象时 PTU 作为首选用药,且必须每 6~8 h 给药一次。另外由于已经有 MMI 致胎儿皮肤发育不良和胚胎病的报告,妊娠 1~3 个月中甲状腺功能亢进症选用 PTU。

(3)剂量与疗程:坚持长期治疗,分初治期、减量期及维持期。①初治期:PTU 300~450 mg/d,2~3 次/d,口服,一般持续 6~8 周,至症状缓解或血中 T_3、T_4、TSH 恢复正常即可减量;②减量期:每 2~4 周减量 1 次,每次减量如 50~10 mg,约 3~4 个月至症状完全消失、体征明显好转再减至维持量;③维持期:50~100 mg/d,维持 1.5~2 年。必要时还可在停药前将维持量减半。疗程中除非有较严重反应,一般不宜中断,并定期随访疗效。

2.其他药物治疗 复方碘口服溶液(卢戈液):仅用于术前准备和甲状腺危象。β受体阻滞剂,用于改善甲状腺功能亢进症治疗初期的症状,减慢心率,可与碘剂合用于术前准备及甲状腺危象时。

3.[131]I治疗

(1)适应证:①年龄在 25 岁以上者;②中度甲状腺功能亢进;③经抗甲状腺药治疗无效或过敏者;④合并心、肝、肾等疾病不宜手术或不愿手术者。

(2)禁忌证:①年龄在 25 岁以下者;②妊娠期、哺乳期妇女;③严重心、肝、肾疾病或活动性肺结核者;④外周血白细胞在 3×10^9/L 以下或中性粒细胞低于 1.5×10^9/L 者;⑤重症浸润性突眼;⑥甲状腺危象。

(3)并发症:①甲状腺功能减退,分暂时性和永久性甲状腺功能减退两种,早期由于腺体破坏,后期由于自身免疫反应所致。永久性甲状腺功能减退需甲状腺素终身替代治疗;②放射性甲状腺炎,发生在治疗后 7~10 d,严重者可给予阿司匹林或糖皮质激素治疗;③个别患者可诱发甲状腺危象;④可加重浸润性突眼。

4.手术治疗 甲状腺大部切除术是治疗中度以上甲状腺功能亢进最常用且有效的方法。

(1)适应证:①继发性甲状腺功能亢进症或高功能腺瘤;②中度以上的原发性甲状腺功能亢进症;③腺体较大,伴有压迫症状,或胸骨后甲状腺肿等类型的甲状腺功能亢进症;④抗甲状腺药物或[131]I治疗后复发者或坚持长期用药有困难者。另外,甲状腺功能亢进症影响妊娠(流产、早产等),而妊娠又加重甲状腺功能亢进症,故妊娠早、中期的甲状腺功能亢进症患者凡具有上述指征者,应考虑手术治疗。

(2)禁忌证:①青少年患者;②伴严重浸润性突眼者;③合并较严重心、肝、肾、肺等疾病,不能耐受手术者;④妊娠前 3 个月和 6 个月以后。

(3)手术方式:通常为甲状腺次全切除术(图 3-1),两侧各留下 2~3 g 甲状腺组织。术后甲状腺功能亢进症复发率在 10 %左右。

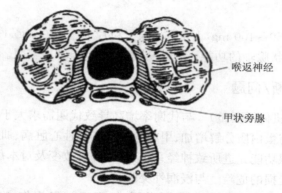

喉返神经

甲状旁腺

图 3-1 甲状腺次全切除术保留甲状腺体的背面部分

5.甲状腺危象的防治 甲状腺危象是甲状腺功能亢进症急性加重的一个综合征,属甲状腺功能亢进症恶化的严重表现。其发病原因可能与交感神经兴奋,垂体-肾上腺皮质轴应激反应减弱,短时间内大量 T_3、T_4 释放入血有关。甲状腺危象早期表现为原有的甲状腺功能亢进症状加重,并出现高热(体温>39 ℃)、心动过速(140~240 次/min),常伴有心房颤动或扑动,烦躁不安、大汗淋漓、呼吸急促、畏食、恶心、呕吐、腹泻,患者可因大量失水导致虚脱、休克、意识障碍。主要诱因:应激状态,如感染手术、放射性碘治疗、甲状腺术前准备不充分等;严重躯体疾病,如心力衰竭、低血糖症、败血症、脑卒中、急腹症或严重创伤等;口服过量甲状腺激素制剂;严重精神创伤;手术中过度挤压甲状腺。甲状腺危象一旦发生,应避免和去除诱因,积极治疗甲状腺功能亢进症,尤其是防治感染和做好充分的术前准备工作,一旦发生需积极抢救。

(1)抑制甲状腺激素的合成:首选 PTU,首次剂量 600 mg,口服或胃管注入;以后每 6 小时给予 PTU 250 mg 口服,待症状缓解后减至一般治疗剂量。

(2)抑制甲状腺激素释放:服 PTU 后 1 h 再加用复方碘口服溶液 5 滴,以后每 8 小时 1 次,或碘化钠 1.0 g 加入 10 ％葡萄糖液中静脉滴注 24 h,以后视病情逐渐减量,一般使用 3~7 d 停药。

(3)普萘洛尔 20~40 mg,每 6~8 小时口服 1 次,或 1 mg 经稀释后缓慢静脉注射。普萘洛尔有抑制外周组织 T_4 转换为 T_3 的作用。

(4)氢化可的松 50~100 mg 加入 5 ％~10 ％葡萄糖液中静脉滴注,每 6~8 小时 1 次。

(5)上述治疗效果不满意时,可选用血液透析、腹膜透析或血浆置换等措施,迅速降低血浆中甲状腺激素浓度。

(6)针对诱因对症支持治疗:监护心、脑、肾功能,纠正水、电解质和酸碱平衡紊乱,降温、给氧、防治感染,积极治疗各种并发症。

6.浸润性突眼的防治

(1)高枕卧位,低盐摄入,适量使用利尿剂,以减轻球后水肿。

(2)使用 1 ％甲基纤维素或 0.5 ％氢化可的松滴眼,睡眠时眼睑不能闭合者使用抗生素眼膏保护眼睛,防治结膜炎和角膜炎。必要时加盖眼罩预防角膜损伤。

(3)糖皮质激素,如泼尼松 10~20 mg,3 次/d,症状好转后减量,1 个月后再减至维持量,每天 10~20 mg,而后逐渐停药。也可酌情试用其他免疫抑制剂,如环磷酰胺等。

(4)对严重突眼、暴露性角膜溃疡或压迫性视神经病变者,行球后放射或手术治疗,以减轻眶内或球后浸润。

(5)左甲状腺素片 50～100 mg/d 或甲状腺干粉片 60～120 mg/d 与抗甲状腺药物合用，以调整下丘脑-垂体-甲状腺轴的功能，预防甲状腺功能低下加重突眼。

三、常见护理诊断/问题

1.营养失调（低于机体需要量） 与代谢率增高导致代谢需求大于摄入有关。

2.活动无耐力 与蛋白质分解增加、甲状腺功能亢进性心脏病、肌无力等有关。

3.焦虑 与甲状腺功能亢进所致神经系统兴奋、外观改变及对本病知识缺乏等有关。

4.有组织完整性受损的危险 与浸润性突眼有关。

5.潜在并发症 甲状腺危象、窒息、呼吸困难、喉返神经损伤、喉上神经损伤或手足抽搐等。

四、护理目标

患者恢复并保持正常体重，活动时无明显不适，情绪稳定，角膜无损伤，无并发症发生。

五、护理措施

1.一般护理

(1)环境和休息：患者应安置于安静、整洁、舒适的环境中，避免强光和噪音的刺激。轻症患者可照常工作和学习，但不宜紧张和劳累；病情重、心力衰竭或合并严重感染者应严格卧床休息。

(2)饮食护理：给予患者高热量、高蛋白、高维生素饮食，以增强抵抗力，促进机体恢复。每日饮水 2000～3000 mL 以补充出汗、腹泻、呼吸加快等所丢失的水分。避免患者摄入刺激性的食物及饮料，限制纤维素和含碘食物，以免加重症状。

2.病情观察 定时测量患者生命体征的变化。注意患者神志及精神状态、体重变化、食欲、腹泻量及次数，并记录出入量，观察甲状腺肿大及突眼的程度。如患者原有症状加重，体温升高，心率高达 120 次/min，以及焦虑不安、大汗淋漓、严重乏力等要警惕甲状腺危象的发生，应立即向医生报告。

3.眼部护理 由于患者高度突眼，球结膜和角膜暴露，易受外界刺激引起充血、水肿，继而感染。主要护理措施有：①佩戴有色眼镜，以防光线刺激和灰尘、异物的侵害；②复视者戴单侧眼罩；③经常用眼药水湿润眼睛，避免过度干燥；睡前涂抗生素眼膏，用无菌生理盐水纱布覆盖双眼；④睡觉或休息时，抬高头部，遵医嘱使用利尿剂，限制钠盐摄入，以减轻球后组织水肿；⑤在眼睛有异物感、刺痛或流泪时，勿用手直接揉搓眼睛；⑥按医嘱使用免疫抑制剂、左甲状腺素片等，以减轻浸润性突眼；⑦定期眼科角膜检查，一旦发生眼角溃疡或全眼球炎，应配合医生作相应处理。

4.用药护理

(1)抗甲状腺药物：①抗甲状腺药物起效慢，且对已合成的甲状腺激素无作用，应告知患者，以免其在用药后不见即时疗效而加重心理负担；②ATD 按初治期、减量期、维持期不同剂量服用，总疗程 1.5～2 年以上，不能随便中断治疗或自行变更药物剂量；③ATD 主要不良反应为粒细胞减少和皮疹。若白细胞与中性粒细胞降低，需停药联系医生。警惕粒细胞缺乏症,定期复查血象,在用药第一个月,应每周查一次白细胞,一个月后每两周查一次白细胞。两个月后每一个月查一次白细胞、肝功能,如伴有发热、咽痛、皮疹等疑有粒细胞缺乏症时,须立即停药。肝功能如果异常应立即保肝治疗。服用碘剂时,掌握准确剂量,并观察中毒及过敏反应,如出现口腔黏膜发炎、腹泻、恶心、鼻出血等症状,应立即停药并通知医生。

(2)辅助用药:①普萘洛尔:通过阻断 β_1 受体和减少活性激素 T_3 的生成,能起到迅速改善心悸、紧张、震颤等症状的作用。用药过程中须注意观察心率,防心动过缓,有哮喘病史者禁用;②甲状腺片:用于 ATD 治疗过程中症状缓解但甲状腺反而增大或突眼加重的患者,作用是稳定下丘脑-垂体-甲状腺轴的功能,避免 T_3、T_4 减少后对 TSH 的反馈抑制减弱。用药从小剂量开始,防止剂量过大引起心绞痛。

5.术前护理

(1)完善检查和常规准备:完善术前常规检查和必要的检查,如颈部 X 射线检查了解气管受压或移位情况,心脏检查了解有无心律失常及心力衰竭等情况。术前 12 h 禁食,6 h 禁水。麻醉床旁备引流装置、无菌手套、拆线包及气管切开包等急救用品。

(2)体位训练:术前教会患者头低肩高体位,每日练习用软枕垫高肩部,以适应术中颈过伸的体位。教会患者正确深呼吸、有效咳嗽及咳痰的方法。

(3)心理准备:与患者沟通,了解患者心理状态,消除其顾虑和恐惧心理。避免过多外来刺激,尽量限制来访,避免情绪激动。保证患者休息环境的安静,减少活动,适当卧床,保证睡眠充分。对精神过度紧张或失眠者,适当应用镇静剂或安眠药;对心率过快者,遵医嘱给予普萘洛尔 10 mg,3 次/d,口服。

(4)用药准备:药物降低基础代谢率是术前准备的重要环节。①服用碘剂,开始时即可服用,2~3 周后甲状腺功能亢进症状得到基本控制,即可手术。常用的碘剂是复方碘化钾溶液,3 次/d,口服,第 1 日每次 3 滴,第 2 日每次 4 滴,以后逐日每次增加 1 滴至每次 16 滴为止,然后维持此剂量。碘剂作用是抑制蛋白质水解酶,减少甲状腺球蛋白的分解,从而抑制甲状腺素的释放,预防术后甲状腺危象的发生。碘剂还能减少甲状腺的血流量,减少腺体充血,使腺体缩小变硬,有利于手术。甲状腺功能亢进症状控制标准:患者情绪稳定,睡眠好转,体重增加,脉率稳定在 90 次/min 以下,脉压恢复正常,基础代谢率+20 %以下;②也可先服用硫脲类药物,待甲状腺功能亢进症状基本得到控制后停药,再单独服用碘剂 1~2 周,再进行手术;③少数患者服碘剂 2 周后症状改善不明显,可与硫脲类药物同服,待甲状腺功能亢进症状基本得到控制后停服硫脲类药物,再继续单独服用碘剂 1~2 周后手术;④对于常规应用碘剂或合并应用硫脲类药物不能耐受或无反应的患者,可遵医嘱应用普萘洛尔或与碘剂联合应用。

6.术后护理

(1)一般护理:①饮食与营养。患者全身麻醉清醒后,即可饮用少量温水或凉水,观察有无呛咳、误咽等现象。若无不适,逐渐给予微温流质饮食,注意过热可使手术部位血管扩张,加重切口渗血;②体位与活动。患者全身麻醉清醒后,血压平稳取半坐卧,起身活动、咳嗽时可用手固定颈部。

(2)病情观察:①了解手术情况,包括麻醉方式,手术方法,术中出血量,补液量和性质,放置引流管情况;麻醉及手术经过是否顺利;②监测生命体征。一旦患者脉率过快,体温升高,应警惕甲状腺危象的发生。遵医嘱及时肌内注射苯巴比妥钠或冬眠合剂Ⅱ号,并给予有效降温;③观察切口渗血情况,更换污染敷料,并记录出血量;④观察记录引流液量、颜色、性状;⑤

观察患者发音,与手术前对比有无音调降低或声音嘶哑;⑥观察进食流质饮食后有无呛咳或误吸;⑦观察患者有无面部、唇部、手足部针刺样麻木感或强直感。一旦出现手足抽搐,应限制患者食用肉类、乳品和蛋类等食品。

(3)疼痛护理:患者切口疼痛时,可遵医嘱及时服用止痛药,保证患者充足休息和睡眠。

(4)保持呼吸道通畅:指导患者深呼吸,协助患者有效咳嗽。必要时行超声雾化吸入,帮助其及时排出痰液,预防肺部并发症。

(5)用药护理:甲状腺功能亢进症患者术后遵医嘱继续服用复方碘化钾溶液,3 次/d,每次 10 滴,共 1 周左右;或由 3 次/d,每次 16 滴开始,逐日每次减少 1 滴,至病情平稳。年轻患者术后常规口服甲状腺素,30～60 mg/d,连服 6～12 个月,预防复发。

(6)并发症的观察及护理:

①术后呼吸困难和窒息:是术后最危急的并发症,常发生于术后 48 h 以内。常见主要原因:切口内出血压迫气管,常因术中止血不完善,或因血管结扎线滑脱而致;喉头水肿,常因手术创伤或气管插管而致;气管塌陷,气管壁由于长期受肿大的甲状腺压迫而软化,当切除大部分甲状腺体后,软化的气管壁因失去支撑而发生塌陷。表现:进行性呼吸困难、烦躁、发绀,甚至窒息、颈部肿胀、切口渗出鲜血等。若出现上述情况,应立即行床旁抢救,及时切开缝线,敞开切口,迅速除去血肿。若呼吸困难仍无改善,应立即行气管切开。情况好转后,再送手术室进一步检查、止血及其他处理;

②喉返神经损伤:大多数是由于术中不慎造成喉返神经切断、缝扎或牵拉而致永久性或暂时性损伤;少数由于血肿或瘢痕组织压迫或牵拉而致。损伤程度与损伤的性质和范围密切相关。单侧喉返神经损伤,大多引起声音嘶哑,双侧喉返神经损伤导致双侧声带麻痹,引起失音、呼吸困难,甚至窒息,应立即行气管切开;

③喉上神经损伤:多由于术中结扎、切断甲状腺上极而致。喉上神经分内(感觉)、外(运动)两支。外支损伤可使环甲肌瘫痪,引起声带松弛、声调降低;内支损伤可使喉部黏膜感觉丧失,患者饮水时易发生误咽、呛咳;

④甲状旁腺损伤:术中甲状旁腺被误切、挫伤或其血液供应受累而引起甲状旁腺功能低下。多于术后 1～3 d 出现手足抽搐。多数患者只有面部、唇部或手足部的针刺样麻木感或强直感,2～3 周后,未受损伤的甲状旁腺增生、代偿,症状即可消失;

⑤甲状腺危象:患者应绝对卧床休息,避免一切不良刺激。烦躁不安者,按医嘱使用镇静剂。呼吸困难时取半卧位,立即给氧。营养支持,给予高热量、高蛋白质、高维生素饮食和足够液体摄入量。对严重呕吐、腹泻和大量出汗患者应通过口服或静脉及时补充足量液体,维持体液平衡。病情监测应密切观察患者生命体征、意识状态、心肾功能的变化并记录,准确记录 24 h 出入量。对症护理注意躁动不安者使用窗栏保护,昏迷患者加强皮肤、口腔护理,并定时翻身,防治压疮、肺炎。体温升高者迅速采取物理降温措施,如降温效果不佳,应尽快配合使用异丙嗪、哌替啶静脉滴注。用药护理要及时准确按医嘱使用 PTU 和碘剂等;

7.放射碘治疗的护理 告知患者在治疗前和治疗后 1 个月内避免服用含碘的药物和食物。应按医嘱空腹服用131I,服药后 2 h 内不吃固体食物,24 h 内避免咳嗽、咳痰,以免引起呕吐而造成碘丢失。服药后 2～3 d,饮水量应达到 2000～3000 mL/d,增加排尿。另外,经放射碘治疗患者的排泄物、衣服、被褥、用具等须单独存放,待放射作用消失后再做清洁处理,以免污染环境,在处理患者物品及排泄物时戴手套,以免造成自身伤害。

8.心理护理 耐心细致地解释病情,提高患者对疾病的认知水平,让患者及其亲属了解其性格、情绪改变是暂时的,可因治疗而得到改善。理解患者,建立互信关系,鼓励患者表达内心感受,与患者共同探讨控制情绪和减轻压力的方法,指导和帮助患者正确处理生活中的突发事件。保持居室安静和轻松的气氛,限制探视时间,提醒家属避免提供兴奋、刺激的消息,以减少患者激动、易怒的精神症状。尽可能有计划地集中进行治疗与护理,以免过多打扰患者。鼓励患者参加社会活动,以免因社交障碍产生焦虑。

六、健康指导

1.自我护理 指导患者加强自我保护,上衣领宜宽松,避免压迫甲状腺,严禁用手挤压甲状腺以免 TH 分泌过多,加重病情。对有生育需要的女性患者,应告知其妊娠可加重甲状腺功能亢进症,宜治愈后再妊娠。鼓励患者保持身心愉快,避免精神刺激或过度劳累,建立和谐的人际关系和良好的社会支持系统。

2.用药指导 指导患者坚持遵医嘱按剂量、按疗程服药,不可随意减量和停药。服用抗甲状腺药物的开始 3 个月,每周查血象 1 次,每隔 1~2 个月做甲状腺功能测定,每天清晨卧床时自测脉搏,定期测量体重。脉搏减慢、体重增加是治疗有效的标志。若出现高热、恶心、呕吐、不明原因的腹泻、突眼加重等,警惕甲状腺危象可能,应及时就诊。

七、护理评价

患者是否恢复正常体重,活动时有无明显不适,情绪是否稳定,有无并发症发生。

第四节 库欣综合征的护理

库欣综合征(Cushing's syndrome),为多种病因导致肾上腺分泌过多糖皮质激素(主要是皮质醇)所引起的临床综合征,因此又称为皮质醇增多症。其中最多见的是由垂体促肾上腺皮质激素(ACTH)分泌亢进所引起的。主要表现为满月脸、多血质外貌、向心性肥胖、痤疮、紫纹、高血压、继发性糖尿病和骨质疏松等。

一、病因

1.医源性皮质醇增多症 长期大量使用糖皮质激素治疗某些疾病,患者可出现皮质醇增多症的临床表现,这在临床上十分常见。这是由外源性激素造成的,停药后可逐渐复原。但长期大量应用糖皮质激素可反馈抑制垂体分泌 ACTH,造成肾上腺皮质萎缩,一旦急骤停药,可导致一系列皮质功能不足的表现,甚至发生危象,故应予以注意。长期使用 ACTH,患者也可出现皮质醇症。

2.垂体性双侧肾上腺皮质增生 双侧肾上腺皮质增生是由于垂体分泌 ACTH 过多引起。原因:垂体肿瘤;垂体无明显肿瘤,但分泌 ACTH 增多。一般认为是由于下丘脑分泌过量促肾上腺皮质激素释放因子(CRF)所致。临床上能查到垂体有肿瘤的病例仅占 10 % 左右。这是引起库欣综合征最主要的原因。

另外,垂体以外的恶性肿瘤产生 ACTH,也可刺激肾上腺皮质增生,其中肺癌最常见,其次是胸腺癌和胰腺癌等,称为异位 ACTH 综合征。

3.肾上腺皮质肿瘤　大多为良性的肾上腺皮质腺瘤,少数为恶性的腺癌。肿瘤的生长和肾上腺皮质激素的分泌是自主性的,不受 ACTH 的控制。由于肿瘤分泌了大量的皮质激素,反馈抑制了垂体的分泌功能,使血浆 ACTH 浓度降低,从而使非肿瘤部分的正常肾上腺皮质明显萎缩。

二、护理评估

（一）健康史

询问患者有无肾上腺皮质激素用药史及用药情况。询问患者体态改变或肥胖开始的时间、发展速度,有无肿瘤疾病史。

（二）身体状况

1.脂肪代谢障碍　特征性表现为向心性肥胖——满月脸、水牛背、球形腹,但四肢瘦小。

2.蛋白质代谢障碍　大量皮质醇促进蛋白质分解,抑制蛋白质合成,形成负氮平衡状态。患者因蛋白质过度消耗而表现为皮肤菲薄,毛细血管脆性增加,呈现典型的皮肤紫纹,多见于腹壁、大腿内外侧和臀部的皮肤。

3.糖代谢障碍　表现为血糖升高,糖耐量降低。部分患者,可出现继发性糖尿病。

4.电解质紊乱　大量皮质醇有潴钠、排钾作用。患者表现为轻度水肿和高钠、低钾血症。

5.心血管病变　高血压是常见症状,库欣综合征约 80 % 的患者有高血压。收缩压和舒张压可达 2 级高血压水平,且持续性升高。

6.神经精神障碍　患者易出现不同程度的激动、烦躁、失眠、抑郁和妄想等神经精神的改变。

7.其他改变　性功能减退:男性阳痿、睾丸变软,女性月经减少、闭经、不育、多毛。骨骼系统:可因骨质疏松导致腰背酸痛及易发生病理性骨折,如脊柱压缩性骨折,后期可因椎体塌陷而成驼背。皮质醇增多可使免疫功能减弱,患者容易感染。皮质醇刺激骨髓,使红细胞计数和血红蛋白含量偏高,白细胞和中性粒细胞增多,淋巴细胞和嗜酸性粒细胞减少。

（三）辅助检查

1.血浆皮质醇测定　血浆皮质醇水平升高且昼夜节律消失。血浆浓度可 $>30 \mu g/dl$,并失去 V 形的变化曲线规律。

2.24 h 尿　17-羟皮质类固醇超过正常值（正常值男性 5～15 mg/24 h,女性 4～10 mg/24 h）。尿中 17-酮类固醇可正常或略升高,如有显著增高,甚至 $>50 mg/24 h$,应注意有癌肿可能（正常值男性 6～18 mg/24 h,女性 4～13 mg/24 h）。

3.地塞米松抑制试验　不能被抑制者为原发性肾上腺皮质肿瘤或异位 ACTH 综合征。

4.ACTH 试验　垂体性库欣病和异位 ACTH 综合征有反应,原发性肾上腺皮质肿瘤者多无反应。

5.影像学检查　包括肾上腺超声检查、蝶鞍区断层摄片、CT、MRI 等。

（四）心理社会状况

由于皮质醇激素增加导致患者出现焦虑等心理状况,另外自身形象的改变也会影响患者的心理。

（五）处理原则

1.手术治疗

（1）垂体肿瘤摘除：适用于由垂体肿瘤所致的双侧肾上腺皮质增生，尤其伴有视神经受压症状的病例更为适宜。但手术常不能彻底切除肿瘤，并可能影响垂体其他的内分泌功能。如手术切除不彻底或不能切除者，可做垂体放射治疗。如出现垂体功能不足者，应补充必要量的激素。由垂体微腺瘤引起的双侧肾上腺皮质增生可借助显微外科技术通过鼻腔经蝶骨做选择性垂体微腺瘤切除。

（2）肾上腺皮质肿瘤摘除：适用于肾上腺皮质腺瘤及肾上腺皮质腺癌。如能明确定位，可经患侧第 11 肋间切口进行。如不能明确定位，则需经腹部或背部切口探查双侧肾上腺。肾上腺皮质腺瘤摘除术较简单，但肾上腺皮质腺癌常不能达到根治。由于肿瘤以外的正常肾上腺呈萎缩状态，故术前、术后均应补充皮质激素。

（3）双侧肾上腺摘除：适用于双侧肾上腺皮质增生病例。

2.非手术治疗

（1）垂体放射治疗：手术切除不彻底或不能切除者，可做垂体放射治疗。

（2）药物治疗：副作用大，疗效不肯定。主要适用于无法切除的肾上腺皮质腺癌病例或已有转移者，但治疗多不令人满意。

三、常见护理诊断/问题

1.自我形象紊乱　与身体外观变化有关。

2.体液过多　与水钠潴留有关。

3.有感染的危险　与蛋白质代谢障碍导致抵抗力低下有关。

4.有受伤的危险　与代谢异常引起钙吸收障碍，导致骨质疏松有关。

5.活动无耐力　与蛋白质代谢障碍引起肌肉萎缩有关。

6.焦虑　与皮质醇增加引起患者情绪不稳定和烦躁有关。

7.有皮肤完整性受损的危险　与皮肤干燥、菲薄和水肿有关。

四、护理目标

患者能正确对待身体外形改变，无感染，了解本病的病因及治疗方法。

五、护理措施

1.一般护理

（1）休息：将患者安置于安静、舒适的环境中，尽量采取平卧位，抬高双下肢，有利于静脉回流。骨质疏松有腰背痛者适当限制运动，防止骨折。

（2）饮食护理：给予患者低钠、高钾、高蛋白、低热量的饮食，避免刺激性的食物及饮料，适量摄入富含钙和维生素 D 的食物。

2.病情观察　注意观察患者血压、心率和心律变化，以及早发现可能出现的心力衰竭表现；有无低钾血症的表现，如恶心呕吐、腹胀、乏力和心律失常等；有无"三多一少"的糖尿病症状；有无水肿、体温异常和关节痛等表现。

3.感染和外伤的预防与护理

（1）感染的预防与护理：患者抵抗力下降，易发生感染。应保持病室环境和床单整洁，室内温度、湿度适宜；严格无菌操作，杜绝交叉感染；加强对患者和家属的日常生活指导，保持皮肤、口腔和用具的清洁卫生，减少感染机会。

（2）外伤的预防与护理：对广泛骨质疏松和骨痛患者，注意休息，避免过劳；优化环境设施布置，防止外伤和骨折；变动体位和护理操作时动作轻柔，防止骨折和皮下出血等。

4. 用药护理　应用肾上腺皮质激素合成阻滞药时，注意观察疗效和不良反应，如食欲不振、恶心、呕吐、嗜睡、乏力等。部分药物有肝脏损害，要注意定期给患者做肝功能检查。

5. 手术护理

（1）术前护理：①病情观察。严密观察患者血压和血糖，遵医嘱及时应用降压和降糖药，密切观察疗效；②术前准备。鼓励患者休息好，必要时给予镇静药，遵医嘱给予麻醉前用药。

（2）术后护理

1）一般护理：①饮食与营养。患者术后常规禁食，肛管排气后，开始进食易消化、富维生素的营养食物；②体位与活动。患者血压平稳时取半坐卧，可起身活动，以利于引流和呼吸。

2）病情观察：①监测生命体征。术后 48～72 h 内严密观察患者的生命体征，准确记录24 h出入量；②观察肺部情况。患者因伤口疼痛不敢深呼吸或用力咳嗽而引起肺部感染，应鼓励患者深呼吸、有效咳嗽，协助患者排痰，定期为患者翻身叩背；③观察肾上腺皮质功能。手术切除分泌激素的增生腺体或肿瘤后，患者体内皮质激素水平骤减，可出现心率加快、恶心呕吐、腹痛、腹泻、血压下降等情况，应注意观察；④预防切口感染。观察患者伤口渗出情况，及时更换污染敷料，并记录出血量。观察记录引流液量、颜色和性状；⑤预防压疮。保持床单整洁，加强患者皮肤护理。

6. 心理护理　在前述心理评估的基础上，耐心细致地解释病情，提高患者对疾病的认知水平，让患者及其亲属了解其自我形象和性功能等改变是暂时的，可因治疗而得到改善。

六、健康指导

1. 教会患者自我护理，保持生活规律，心情愉快。

2. 提醒患者减少或避免去公共场所，以免造成感染。

3. 告知患者有关疾病过程和治疗方法，指导正确用药，并学会观察疗效和不良反应。

4. 指导患者和家属有计划地安排力所能及的活动，让患者独立完成，增强自信心和自尊心。

七、护理评价

患者能否正确应对身体外形的变化，预防各种感染，活动时有无明显不适。

参考文献

[1]黄秀英,曹敏,王红卫,等.实用护理学与临床康复[M].昆明,云南科技出版社,2019.

[2]佘晓佳,吴国栋,林慧洁,覃金燕.优化肺癌化疗临床路径的综合护理模式临床应用研究[J].黑龙江医学,2016(10):

[3]石兰萍.临床内科护理基础与实践[M].北京:军事医学科学出版社,2013.

[4]徐丽,肖瑾.延续护理对维持性血液透析患者自我管理行为和生活质量的影响[J].中国医学装备,2018(05):128-130.

[5]潘洋.护理干预在体外冲击波碎石治疗尿路结石中的应用效果评价[J].实用临床护理学电子杂志,2019(40):88+98.

[6]佘晓佳,吴国栋,林慧洁,覃金燕.优化肺癌化疗临床路径的综合护理模式临床应用研究[J].黑龙江医学,2016(10):

[7]孙庆燕,郭丽丽,赵琳燕,等.临床医学全科护理[M].长春,吉林科学技术出版社,2019.

[8]妊娠期糖尿病护理的方法和效果探讨[J].姜开莲.糖尿病新世界,2018(07):3-4.

[9]鄢淑清,毕红颖.内科护理[M].北京:人民卫生出版社,2013.

[10]赵艳,张研红,刘鹭燕,等.高龄经产妇的妊娠结局分析及护理对策探讨[J].中国生育健康杂志,2019(02):131+134.

[11]刘丽,陈豪,王秀云,等.护理操作实践与临床指导[M].长春,吉林大学出版社,2019.

[12]李娟娟,向美芹,吴爱兰,等.护理基础操作与临床应用[M].武汉,湖北科学技术出版社,2019.

[13]王丽娟,孙苗芳.非酒精性脂肪肝病运动疗法的研究进展[J].中华护理杂志,2014(05):588-592.

[14]杨湘英,么伟,江莉,等.综合临床护理学[M].长春,吉林大学出版社,2018.

[15]王燕.强化护理干预对冠心病合并慢性心力衰竭患者心理状态及生存质量的影响[J].中国医药指南,2019(11):282-283.

[16]王楠,杨淑侠,张桂香,等.新编临床护理学精要[M].武汉,湖北科学技术出版社,2018.

[17]吴海静,符鸿香,王绥燕.急性肠胃炎患者优质护理的临床应用效果探析[J].结直肠肛门外科,2018(S1):138-140.

[18]周广红,张兰玲,赵冬梅,等.现代临床护理操作技术[M].长春,吉林科学技术出版社,2018.

[19]王芬,王蕊,汤淼,等.医学护理规范操作基础[M].长春,吉林科学技术出版

社,2017.

[20]张波,桂莉.急危重症护理学[M].北京:人民卫生出版社,2012.

[21]张红妹,张瑜,王琰美,等.实用临床护理学[M].长春,吉林科学技术出版社,2017.

[22]时春华,潘红霞,焦品莲,等.新编临床护理学理论与操作[M].长春,吉林科学技术
出版社,2017.